U0335621

风韵养生美食录

——馔饮杂记

苏小白 著

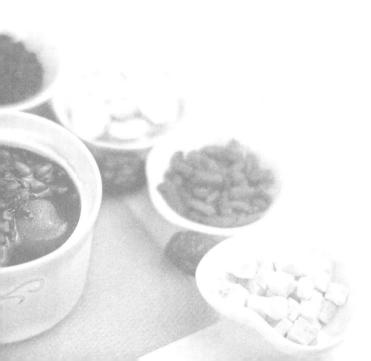

全国百佳图书出版单位
中国中医药出版社
·北 京·

图书在版编目（CIP）数据

风韵养生美食录：馔饮杂记 / 苏小白著 . — 北京：
中国中医药出版社，2021.8
ISBN 978-7-5132-7050-2

Ⅰ . ①风… Ⅱ . ①苏… Ⅲ . ①食物养生—食谱 Ⅳ .
① R247.1 ② TS972.161

中国版本图书馆 CIP 数据核字（2021）第 128025 号

中国中医药出版社出版

北京经济技术开发区科创十三街 31 号院二区 8 号楼
邮政编码 100176
传真 010-64405721
河北新华第二印刷有限责任公司印刷
各地新华书店经销

开本 710×1000 1/16 印张 12.75 字数 120 千字
2021 年 8 月第 1 版 2021 年 8 月第 1 次印刷
书号 ISBN 978-7-5132-7050-2

定价 48.00 元
网址 www.cptcm.com

服 务 热 线 010-64405720
购 书 热 线 010-89535836
维 权 打 假 010-64405753

微信服务号 zgzyycbs
微商城网址 https://kdt.im/LIdUGr
官 方 微 博 http://e.weibo.com/cptcm
天猫旗舰店网址 https://zgzyycbs.tmall.com

如有印装质量问题请与本社出版部联系（010-64405510）

小白兄以医谈食，别开生面。谈药膳者懂医的多，懂食的少，小白兄则是二者兼通，且下得厨，所以句句在要害上。

　　　　　　——美国仁爱医科大学副校长蒋见元先生语

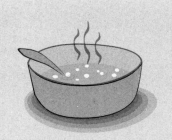

内容简介

　　《汉书》有云："民以食为天。"吃，事关大体，不可小觑。吃的第一要着是有利健康，然后才能谈及吃的风雅逸兴。若吃了得病，便不能称之为会吃。本书根据食材寒热温凉之性，合理烹饪，依法取舍，既谈药膳，又浸润文人意趣，可谓活色活香，美不胜收。寻常吃食别样吃法，可见文人逸趣；别致搭配寻常做法，足显药膳之功。

目 录

辑一　粥类

- 养胃金粥 / 3
- 养颜四味粥 / 3
- 西瓜柠檬肥枣粥 / 4
- 山药山楂肥枣粥 / 5
- 大米薏仁绿豆山药红枣粥 / 5
- 荔枝山药肥枣粥 / 6
- 黑芝麻红枣糯米冰糖粥 / 6
- 五色保泰粥 / 7
- 人参茯苓美颜粥 / 7
- 龙眼山药乳糜果子粥 / 8
- 山楂桂圆红枣粥 / 9
- 麦冬红枣糯米粥 / 9
- 山楂红枣小米粥 / 10
- 三元香粥 / 10
- 山楂山药红枣冰糖粥 / 11

- 山楂陈皮粥 / 11
- 豆沙莲籽子粥 / 11
- 胡萝卜豆沙小米粥 / 12
- 赤小豆糙米冰糖粥 / 12
- 皮蛋虾仁韭菜粥 / 12
- 马铃薯龙眼蜜粥 / 13
- 玉米瓜子冰糖粥 / 13
- 甜橙金丝冰糖紫米粥 / 14
- 百合粥 / 14
- 鳕鱼韭花粥 / 15
- 紫米花生桂圆粥 / 15
- 凤梨紫米粥 / 15
- 榴梿粥 / 16
- 香蕉牛奶粥 / 16
- 三米花生赤小豆粥 / 16

紫米红薯粥 / 17

肥枣花生玉米渣粥 / 17

麦冬黑芝麻粥 / 18

马铃薯皮蛋虾仁粥 / 18

银耳鳕鱼皮蛋粥 / 19

胡萝卜陈皮鳕鱼粥 / 19

花生火腿粥 / 20

芒果红枣粥 / 20

陈皮山楂粥 / 21

薏仁红豆养颜粥 / 21

黑芝麻红豆粥 / 21

五元粥 / 22

桂圆黑芝麻粥 / 22

梅子粥 / 22

青丝红枣小米粥 / 23

马铃薯蜂蜜黑芝麻糊 / 23

山药龙眼红枣杂米粥 / 24

辑二　菜　品

红烧肉 / 27

吃虾两样法 / 27

三文鱼豆腐煲 / 28

余汤豆腐肉馅酿 / 28

五花肉豆腐炖鱼丸 / 29

满罐香 / 30

小碗方子 / 31

毛头焦酥丸子 / 32

春韭炒虾 / 33

清蒸鱼 / 34

五花肉炖酸菜粉皮 / 34

粽香糯米蒸排骨 / 35

肉末豌豆 / 36

排骨焖扁豆 / 37

五花肉炖香菇豆腐菜 / 37

小酥肉 / 38

肉焖子 / 39

杂烩菜 / 40

豆腐菜 / 41

南瓜蒸排骨 / 42

啤酒鱼 / 42

玉米豌豆炖排骨 / 43

西红柿炖牛腩 / 43

九味鸡胗 / 44

甜橙金脆三文鱼 / 45

椒酿肉虾 / 45

山药莲藕白水丸 / 46

芦笋熘鱼片 / 47

韭菜蒸蛋三文鱼 / 47

芦笋豆腐炒牛肉 / 48

排骨焖蘑菇 / 48

山药酒香蒸排骨 / 49

酒糟凤爪 / 49

山药水栗骨肉西瓜盅 / 50

家常四丁小炒菜 / 50

眉豆香菇炆排骨 / 51

姜枣眉豆猪蹄汤 / 51

肉蟹竹虾骨蛋煲 / 52

酒醉花虾 / 53

怪味花生 / 53

牛肉水栗蛋蒸嫩豆腐 / 54

什锦狮子头 / 54

花雕酒焖龙虾鳌 / 55

鲍鱼鸡蛋油豆腐 / 56

花雕山药白肉蒸 / 56

九味啤酒煨肉蛋 / 57

龙眼荔枝五花肉 / 58

苹果葡萄煨鸡腿 / 58

桂圆鹌鹑蛋红烧肉 / 59

农家开胃小素菜 / 59

香菇山药姜枣煨排骨 / 60

香桂鹌鹑蛋果肉煲 / 60

红烧果子排骨 / 61

椰汁骨肉煲 / 61

五味蒸碗 / 62

红酒龙眼滋玉蛋 / 62

豆腐皮排骨煲 / 62

菠萝煨排骨 / 63

秘制茄酿 / 63

白芷川芎红枣鱼头汤 / 63

酸辣排骨 / 64

白芷川芎枣煨蛋 / 64

山药白川蛋肉蒸 / 65

山楂冰糖白桃蒸 / 65

莲子山楂蜜枣陈皮骨肉煲 / 66

黑木耳香菇焖排骨 / 66

紫花冰糖清蒸鱼 / 66

山药蜜枣骨肉煲 / 67

五元酒香卤蛋 / 67

姜枣酒蒸排骨 / 68

雪梨枸杞蜜炙三文鱼 / 68

八桂卤豆腐 / 69

红石榴煨香酥鸡 / 69

桂圆红烧肉 / 70

金眉龙眼 / 70

爆炒猪皮黑木耳 / 71

清蒸桂圆石蟹 / 71

赤小豆蒸肥鸭 / 71

铁锅红焖小黄鱼 / 72

海鲜蘑菇豆腐乱炖锅 / 72

韭菜鸡蛋炒蛏蛤 / 73

草莓脆皮豆腐 / 73

蒜香蚝油鸡翅 / 74

蒜香五花肉末茄子煲 / 74

八珍煨萝卜 / 75

清蒸金鲳鱼 / 75

西兰花豆腐牛肉煲 / 75

菠菜炒鸡蛋镶油肠 / 76

红烧茄子 / 76

白菜豆腐丝炒大虾 / 77

爆炒四样 / 77

青口贝山药炖排骨 / 78

麦冬白芷清蒸童子鸡 / 78

粽香粉蒸排骨 / 78

米粉肉末豆腐煲 / 79

香酥糯粉煨虾仁 / 80

龙井茶糯米香蒸排骨 / 80

蜜炙萝卜排骨 / 81

金蒜青口贝 / 81

农家蒜菜 / 82

黑芝麻糖炒花生仁 / 82

红茶水晶虾蜜盏 / 82

爆炒韭菜文蛤 / 83

金银花蛤蒸鳕鱼 / 83

蜜橙什锦 / 84

蘑菇豆腐蒸鳕鱼 / 84

枝豆红焖排骨 / 85

蒜蓉啤酒煨青口贝 / 85

蒜香胡萝卜炒花枝 / 86

韭菜鳕鱼蒸蛋 / 86

凤梨虾仁 / 87

菠萝山楂烧排骨 / 87

铁板烤鸡翅 / 88

茼蒿炒肉片 / 88

茼蒿叶炒鸡子黄 / 89

韭菜香蒸小黄鱼 / 89

西瓜翠衣烧虾仁 / 90

黑木耳鸡蛋炒香肠 / 90

韭菜黄豆芽炖鳕鱼 / 90

荔枝葡萄煨排骨 / 91

❀ 蒜爆茼蒿 / 91

❀ 南瓜三文鱼小笼蒸 / 96

❀ 酸菜豆角 / 92

❀ 铁板苇叶烤龙利鱼 / 96

❀ 西红柿酱焖大虾 / 92

❀ 鲍鱼汁炝明虾 / 97

❀ 锅包虾 / 93

❀ 鲍鱼煨蛋 / 97

❀ 玉米胡萝卜炒鸡丁 / 93

❀ 苦瓜虾仁 / 98

❀ 苦瓜爆炒冰淬五花肉 / 93

❀ 龙眼山楂粉蒸肉 / 98

❀ 茼蒿酱汁芒果煨虾仁 / 94

❀ 酒蒸鲍鱼 / 99

❀ 金蒜辣子拌皮蛋花生碎 / 95

❀ 糖醋山药虾仁 / 99

❀ 五花翠衣焖大虾 / 95

❀ 滋补香糯排骨 / 100

辑三　靓　汤

❀ 香辣鲫鱼汤 / 103

❀ 龙眼红枣枸杞蜜果汤 / 110

❀ 杂菜牛肉汤 / 104

❀ 白芷归枸老鸭汤 / 110

❀ 西瓜翠衣芦笋鲤鱼汤 / 104

❀ 乌鸡枸杞红枣汤 / 110

❀ 莲藕鲤鱼汤 / 105

❀ 黄金蜂蜜汤 / 111

❀ 山药玉米骨头汤 / 106

❀ 金银汤 / 111

❀ 三文鱼丸豆腐蘑菇汤 / 106

❀ 文蛤白菜豆腐粉丝汤 / 112

❀ 马蹄肉丸当参汤 / 107

❀ 苇叶西瓜翠衣蜜茶汤 / 112

❀ 五味冬瓜排骨汤 / 107

❀ 牛肉玉米西红柿酱葱汤 / 112

❀ 大龙虾头炖冬瓜汤 / 108

❀ 香瓜玉米奶茶汤 / 113

❀ 九制陈皮山楂红枣汤 / 108

❀ 赤小豆西瓜翠衣母鸡汤 / 113

❀ 葛根芎芷鲫鱼汤 / 109

❀ 小羔羊肉白菜汤 / 114

❀ 杏仁雪梨红枣枸杞汤 / 109

❀ 野生木耳蘑菇肉片汆汤 / 114

排骨翠衣凤尾汤 / 114

酸甜豆花汤 / 116

木瓜花生碎排骨汤 / 115

香菜蛋花汤 / 116

鲍鱼白菜粉丝汤 / 116

辑四　面饭糕点

鲜虾蛋煨伊府面 / 119

龙虾卤汁面 / 131

蛋虾刀切面 / 120

津白火腿蛋米蒸 / 131

排骨葱香拌面 / 121

香瓜苹果肥枣糯米盅 / 132

十香菜凉面 / 121

黑芝麻奶茶香酥饼 / 132

大虾排骨蛋浇汁面 / 122

九味鸡丝油泼凉面 / 133

苇叶包五仁蒸米 / 123

香菇五味素蒸饺 / 133

排骨刀削面 / 124

葡萄拌面 / 134

金络煎饺 / 124

粟米鸡丝瓜果盅 / 134

九味牛肉面 / 125

乡村生煎包 / 135

猪肝酸菜豆芽面 / 126

果子糯米橘笼饭 / 136

五菜炒肉臊子面 / 126

香菇辣子鸡酱面 / 136

凤爪花生仁阳春面 / 127

五福蒸饭 / 136

糯米红枣花生冰糖南瓜盅 / 128

果肉蒸年糕 / 137

山药香蕉荔枝大枣糕 / 128

猪肝蒜蓉面 / 137

香瓜香蕉菱粉饼 / 129

菠菜猪肝养生面 / 138

杏鲍菇黑木耳肉片臊子面 / 129

草莓玫瑰蒸饭 / 138

龙虾荷包蛋煮面 / 130

芒果草莓蒸饭 / 138

杏鲍菇排骨汤面 / 130

芒果巧克力蒸饭 / 139

火腿鸡肉二米香瓜饭 / 139

百合蜜枣陈皮豆沙糯米粽 / 140

牛奶香蕉糯米炸四角 / 140

白杏仁三文鱼蛋黄糕 / 141

柿子香糖饼 / 141

蜜滋果喂小馒头炸响铃 / 141

黄金芝麻糕 / 142

南瓜杏仁香糖饼 / 142

五鲜馅水饺 / 143

黑芝麻红白萝卜煎饼 / 143

火腿炒饼 / 143

草莓脆皮雪梨糕 / 144

葡萄蜜橘酥脆花生饯 / 144

火腿山楂枣米香瓜笼 / 145

蒜香白蛤墨鱼阳春面 / 145

青口贝鳕鱼油泼面 / 146

菠菜汁麻酱凉拌面 / 146

白蛤蘑菇汤面 / 147

青口贝葱香汤面 / 147

虾仁汤面 / 148

鹌鹑蛋香肠汤面 / 148

鱼丸什锦汤面 / 148

花蛤鲜汤泡馍 / 149

牛肉花生果酱面 / 149

苹果香肠油泼面 / 150

补阳汤面 / 151

豆角排骨酱香凉拔面 / 151

苦瓜肉丁焖饭 / 151

西瓜焖米 / 152

辑五 饮 品

五样茶 / 155

草莓奶红茶 / 155

西瓜椰汁 / 156

黄芪枸杞红枣茶 / 156

牛油果蜂蜜哈密瓜粒汁 / 156

荔枝鸡尾酒 / 157

薏仁枣参茶 / 157

桂皮茯苓山楂枣糖茶 / 157

果汁鸡尾酒 / 158

香瓜香蕉草莓冰碎 / 158

雪顶樱桃红酒 / 159

五味茶 / 159

- 龙井茶荔枝肉冰碎 / 160
- 荔枝龙井冰糖饮 / 160
- 大红袍西瓜翠衣饮 / 161
- 牛狒果粒大红袍冰茶饮 / 162
- 香瓜玫瑰露 / 162
- 西瓜玫瑰奶露 / 163
- 雪梨山楂冰糖饮 / 163
- 红豆沙牛奶冰糖三仁露 / 163
- 芹菜大枣茶 / 164

- 狒猴桃红苹果百花蜜汁 / 164
- 芹菜蜂蜜汁 / 164
- 雪梨山药蜂蜜饮 / 165
- 铁观音蜂蜜茶 / 165
- 龙井蜂蜜茶 / 165
- 龙井香瓜奶露 / 166
- 双桃蜂蜜汁 / 166
- 黑芝麻豆浆 / 166

辑六 羹 类

- 银耳山楂红枣羹 / 169
- 白桃玫瑰冰糖羹 / 169
- 仙桃银耳玫瑰冰糖羹 / 170
- 山楂银耳羹 / 170
- 百合银耳红枣冰糖羹 / 171
- 山药陈皮山楂冰糖羹 / 172

- 百合莲子银耳红枣羹 / 172
- 葛根姜枣冰糖羹 / 173
- 雪梨枸杞蜂蜜羹 / 173
- 黑芝麻狒猴桃百花蜜羹 / 173
- 荸荠梨枣枸杞冰糖羹 / 174

辑七 果 馔

- 荔枝草莓奶昔哈密瓜盅 / 177
- 红酒荔枝肥枣香瓜盅 / 177
- 芒果红酒香瓜盅 / 178

- 泰国香蕉红酒香瓜盏 / 178
- 韩国香瓜盛 / 179
- 樱桃红酒番茄盏 / 179

樱桃香蕉奶昔 / 179

樱桃奶油巢香瓜 / 180

香蕉龙眼西瓜奶昔 / 180

三色果色拉香瓜酿 / 181

樱桃西瓜奶昔 / 181

猕猴桃冰碎奶昔 / 182

夏日热情蛋黄芒果布丁 / 182

果子什锦琥珀碗 / 183

花芝龙荔山楂西瓜盛 / 183

蜜饯白果 / 184

蜜炖沙葛 / 184

草莓蜜制山药脆 / 184

黑芝麻酥花生香瓜盛 / 185

榴梿蛋黄奶酪 / 185

麦冬黑芝麻蜂蜜冰糖脆 / 185

魅力西瓜蛋糕 / 186

辑一　粥类

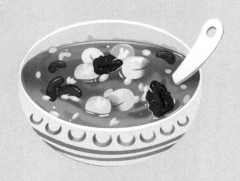

养胃金粥 🌿

夏月饮冷，最易伤阳。日薄西山，阳气式微，是故养生人暑天晚餐不妨吃一碗养胃金粥也。我之谓养胃金粥之做法：取糯米、小米各一小把，以清水淘净，后择温水合碗浸泡些时；取南瓜洗净，利刃切块，备用。坐锅倒水适量，撮入南瓜块并清水煮沸，倾入糯米、小米，以武火煮一沸，调文火熬两三滚，使厨器于锅内直将南瓜捻碎，续以文火煨至满锅金黄，金粥遂成。南瓜性温味甘，补脏腑元气；糯米补气；小米补血。此三味合熬成粥，健脾胃，补气血也。金粥宜小蓝花镶金边细瓷碗盛，取适温坐窗内慢吃，若以葱油饼加皮蛋豆腐小菜佐之，风味甚妙。

养颜四味粥 🌿

养颜必祛湿，祛湿意在中焦也。自卯时至巳上，人体经络运行由大肠经循胃流注于脾，故是时乃排毒祛湿之绝佳期，当吃一顿养颜四味粥。所谓四味即大米、薏苡仁、大枣和绿豆。大米和胃利水，薏苡仁祛湿，绿豆排毒，大枣滋补脾气。上四味，先取薏苡仁以清水淘净，后以温水泡二刻，打火坐锅烧水滚沸时，将薏苡仁下入，后丢进淘净之大米、绿豆并红枣，武火煮两沸，改文火慢熬至豆烂米熟，粥遂成。取粥温时，坐吃，观窗外花枝在清气中舒展，自有一怀超然自在。

西瓜柠檬肥枣粥

夏月清早，前庭洒扫，可做吃一碗西瓜柠檬肥枣粥。

事先以清水一碗泡糯米，一碗泡花生仁，去到外边花园内探看杂草行情，算计今晨劳动之区域，赏一会儿花罢，复进厨房，以清水坐锅，打灶火，手撕二只肥枣各碎八片，丢入锅内，当水煮沸时，下糯米，下花生仁，沸水守顷时，扔进去一二块冰糖，改文火慢熬。这时，可到花园内戴了手套除杂草，毕，盥洗更衣进厨房，米粥香气溢出，揭锅盖见到满锅翡翠，便关火端锅，待其温时，盛一小瓷碗，以利刀切西瓜适量成丁子，布于粥上，复挤柠檬汁淋其间，西瓜柠檬肥枣粥成。取调羹一点点取来吃，但吃粥，不食菜蔬，方妙。

山药山楂肥枣粥 🌿

若夏月胃口不好，多是食生冷油腻过多之故，于此当吃一碗山药山楂肥枣粥。山楂消肉食，活血脉；山药健脾养胃；肥枣、糯米皆有补益脾气之效。四者相合，熬成汤粥，虽说不名之为药膳，实也于饮食之间调理身体也。其粥做法，甚为简单。事先将糯米以清水浸泡；山药削皮切丁；然后取一锅清水，丢入锅内山楂四五片、肥大枣四五只（掰，碎八片）以武火攻一沸，揭盖下糯米，同时入山药丁于其中，续使武火攻一滚，改文火慢熬。待糯米熟透，粥香四溢时，去锅盖，调入碎冰糖，复上盖，再以文火焖一会儿，使冰糖溶化，以厨具搅均匀，此粥即成。吃此粥，不食菜蔬，好；若配吃一点榨菜皮蛋，也妙。

大米薏仁绿豆山药红枣粥 🌿

夏月多贪冷饮，人体湿气自然会偏大，一日之中，若能吃碗大米薏仁绿豆山药红枣粥最好。先将薏苡仁并绿豆以净水洗了，大米以清水淘过，复将山药削皮切丁，红枣碎八片，然后灶上坐锅，一次添足清水，打火，先下薏苡仁并绿豆，武火攻一沸，复下大米煮二三滚，下入山药丁并红枣碎，改文火慢炖，待锅内诸品烂熟后，关火取锅，粥成。此粥宜熬得黏稠一些，取小碗吃一碗，甚好。

荔枝山药肥枣粥

清水坐锅，以肥枣五枚掰十瓣，掷入其中，采用大火攻一沸，下糯米，待锅内糯米八九成熟时，山药削皮以水焯过，切成小块丢入，同时投入去壳荔枝五六颗，改为文火慢熬。山药熟烂，捏几块冰糖搅匀，此粥成。早喝此粥一碗，一天神气足。

黑芝麻红枣糯米冰糖粥

先将黑芝麻上锅炒，然后置于石臼中捣碎，备用。取适量糯米，以冷水泡一个小时后，坐锅添水，掷进去红枣五六枚，使大火致水滚，下糯米，复以武火攻一沸后，布下黑芝麻，取竹筷以顺时针方向搅匀，改文火慢熬至糯米烂熟，然后投冰糖两三块入其中，溶化均匀，此粥即成。

五色保泰粥 🌿

　　取绿豆、赤小豆、小黄米、大白米、黑米各等分,以清水淘三过,置入瓷碗清水泡一个小时,开灶火坐铁锅,等铁锅烧热时,倾入先前泡好的五色杂粮,以火焠之,然后倒入些许花雕酒,先以木铲顺时针方向搅拌,后以白陶瓷调羹搅拌,酒香弥漫时,关火起锅,旋即将锅内诸品盛入瓷盆内,端到门外花荫冷凉。与此同时,另起灶头,清水添锅,采用大火使水滚,取瓷盆回来将五色杂粮直下沸水之中,续驱大火攻一滚,改文火慢熬。待锅内诸品熟烂,一锅黏稠五色保泰粥即成也。温时慢吃此粥,五脏进补,腹内自有乾坤。

人参茯苓美颜粥 🌿

　　女人美不美,关键在于湿与阴二字。若体内湿气大,湿阻气机,当然气色就好不到哪去,同时因着阴液不足,皮肤也就不会润泽滑亮,故女人美颜重在祛湿滋阴也。滋阴之法,最在阳中求阴,补阳气也该是应有之意。笔者于此,特向诸女神贡献一款美颜粥——人参茯苓美颜粥。所需材料有人参、茯苓、麦冬、薏苡仁、绿豆、赤小豆、大枣、花生仁、黑米、大米、糯米、黄小米,凡此十二味也。先将人参、茯苓、麦冬（此三味少许）以薄棉纱裹了，开灶坐锅打清水一锅，先倾入赤小豆并绿豆，又丢入中药材包，以武火攻一沸，续煮三至五分钟，取清水将薏苡仁、黑米、大米、黄小米、糯米淘三过，下进沸锅之中，并大枣五枚掰十瓣与花生仁同时掷入，续以武火攻一沸，改文火慢熬，至锅内诸品皆烂熟，捞出中药包，此粥即可。若要些别异口感，待吃粥时，粥上覆些葡萄干或龙眼肉皆可；若近来大便有秘结，可于粥将熟时撒些炒香之黑芝麻于其上，稍煮一会儿，关火焖收其汁。此粥宜夏月作早餐食之。

龙眼山药乳糜果子粥 🌸

清晨宜喝粥，喝粥之意在于健脾和胃通肠气也。若酷夏一日脾胃好，肠浊通，便得好心情，好气色。笔者做得一碗龙眼山药乳糜果子粥，乃正应此意也。事先以清水半碗泡糯米适量，以作备用。后半小时，取清水半锅，坐灶开火，掷入肥枣五枚，以武火攻水沸；水沸时，揭锅下米，复以武火攻沸，复取山药削皮切段丢进锅中，再以武火攻沸后，改文火慢炖，待锅内米粥黏稠时，取鲜牛奶半杯倾入，搅匀，关火，合盖焖些时。此处，将龙眼肉三枚剥皮，猕猴桃一颗去蒂削皮切细块，盛粥入碗，将龙眼肉、猕猴桃覆其上，此粥即成。山药、龙眼肉补脾胃、养心神，猕猴桃清热、通肠气，诸品配伍，滋味美妙自不待言也。清晨喝此一碗粥，她好，你也好，诸君何乐而不为之！

山楂桂圆红枣粥 🌸

僧人知一有诗《吟山楂》，其诗曰："枝屈狰狞伴日斜，迎风昂首朴无华。从容岁月带微笑，淡泊人生酸果花。"夏月枯索，宜淡泊来去，吃些山楂非独是应景，还消积食、开胃口。清晨即起，先取清水泡糯米适量，开灶坐锅添清水，丢进去山楂几个，红枣数枚，以武火攻水沸，捞出山楂，并旋即下糯米入锅，续以武火攻一滚，改小火熬米烂，桂圆剥皮掷入锅内，复煮一忽儿，关火，捏冰糖几粒扔锅内，使冰糖溶化搅匀，此粥便做好。此粥宜温食，放凉吃也可。

麦冬红枣糯米粥 🌸

清晨起来，为家人熬得一锅麦冬红枣糯米粥，觉着好，分享如下：先将糯米以清水泡上，然后坐锅开灶添清水，将麦冬并红枣丢入，以武火攻水沸，下入泡软之糯米，续以武火攻水滚，复旋改文火慢熬致粥熟。

山楂红枣小米粥

夏月若胃口差了，宜喝碗山楂红枣小米粥以调养胃气也。开灶坐锅添清水，先将山楂红枣掷入锅内，以武火攻水沸，复下小米适量，续以武火攻，待一二滚后，调火势稍微以煮粥熟即可。

三元香粥

事先炒好花生仁、黑芝麻并核桃仁适量备用，然后开灶坐锅，熬糯米粥熟时，将上三味拌入粥内，此品即成。

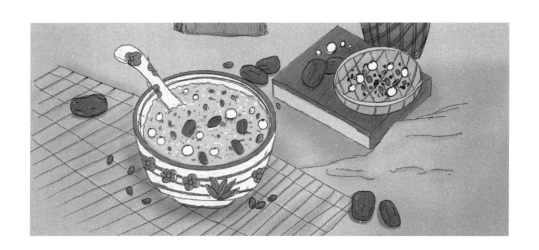

山楂山药红枣冰糖粥

添清水适量入锅，开火坐锅，择山楂数片入锅，以武火攻水滚，下糯米并山药、红枣同煮，待粥煮成后，拌入冰糖些许，此粥成。

山楂陈皮粥

坐锅添清水，择干山楂切片丢入其中，以武火攻水沸，将淘净的糯米并切丝的陈皮一并入锅中，续以武火攻一滚，改文火慢熬粥熟，即可。山楂活血，陈皮通气，糯米又补气。既补气血，又畅通气血，可谓这一碗粥之功效也。

豆沙莲子粥

先将适量糯米以清水半碗泡上，然后坐锅添水，下入莲子若干，以武火攻水沸，复下入泡好的糯米，续以武火攻一滚，改小火势，熬粥将熟时，将豆沙舀入，与之搅均匀，又熬至粥熟。可掷入几块冰糖，待粥温时吃。莲子养心，冰糖祛火，糯米并豆沙健脾，同时豆沙有散瘀血之功效，可谓一款健脾养心、祛火散瘀的早餐美食也。

胡萝卜豆沙小米粥

先取小半碗小米以清水淘三过，并以清水稍泡之，备用。择一根胡萝卜去头蒂，清水洗净，切丁，投入小半锅清水之中，坐锅开灶，使武火攻水沸，复下入小米，续使武火攻一滚，旋小火口，熬粥熟。拌入红豆沙适量，此粥乃成。胡萝卜补血，红豆沙散血瘀，小米和胃温中除躁烦，长夏月当早餐吃之，甚好。

赤小豆糙米冰糖粥

赤小豆祛湿热也；糙米解毒护肝也，二者和而煮之，加冰糖些许，防温疠邪气，正可以湿热天吃之。

皮蛋虾仁韭菜粥

取适量大米清水淘三过，并以清水泡之。坐锅添水打火，以大火攻水沸，下米，改中火熬粥。择大虾三四枚，挑虾线，掐头尾，清水净过，切成大丁；剥皮蛋一颗，切丁；并切韭菜二根成细碎，姜丝些许。待粥将成时，先将虾仁倾入粥中，续熬粥熟；复将皮蛋、韭菜碎、姜丝、糖和少许盐一并掺入粥内，锅中顺时针搅匀，即可食用。

马铃薯龙眼蜜粥

取大米适量，清水淘三过，复以清水浸泡之。择马铃薯二颗，洗过，削皮，切丁，亦以清水稍泡之。坐锅添水打火，以武火攻水沸，下米与马铃薯，改中火熬粥熟。待粥放温时，掺入龙眼蜜二三匙，顺时针搅均匀，便可食用。马铃薯性甘平，补气健脾、消炎解毒；稻米性偏凉，功利水；佐以性温之龙眼蜜稍调之。三者成粥，既可健脾利尿，又消炎去痔也。

玉米瓜子冰糖粥

坐锅添水打火，以大火攻水沸，下入玉米渣，改中火熬玉米渣熟时，丢入冰糖两三块，搅匀，关火。剥炒熟的葵花籽适量，倾入粥中，此粥成。玉米渣性平，益气；瓜子性稍热，补血；故佐以性偏寒之冰糖，非但改善口感，还可调和寒温，并可润燥。三品熬成一粥，气血双补，又平抑心肺之燥气也。

甜橙金丝冰糖紫米粥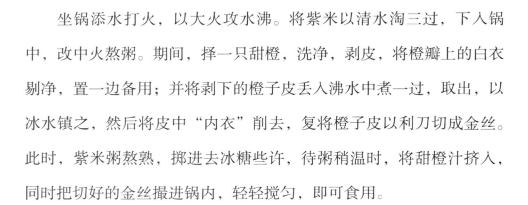

坐锅添水打火，以大火攻水沸。将紫米以清水淘三过，下入锅中，改中火熬粥。期间，择一只甜橙，洗净，剥皮，将橙瓣上的白衣剔净，置一边备用；并将剥下的橙子皮丢入沸水中煮一过，取出，以冰水镇之，然后将皮中"内衣"削去，复将橙子皮以利刀切成金丝。此时，紫米粥熬熟，掷进去冰糖些许，待粥稍温时，将甜橙汁挤入，同时把切好的金丝撮进锅内，轻轻搅匀，即可食用。

百合粥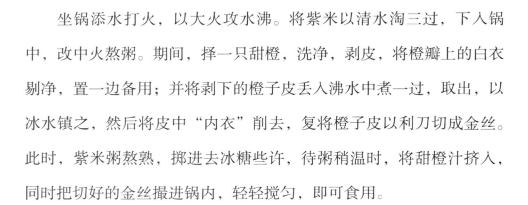

取薏苡仁、糯米、糙米、红豆、花生、枣子、山楂肉并百合，上八品，清水净三过，入锅内，添适量水，先以武火攻水沸，复改文火慢熬粥熟即可。

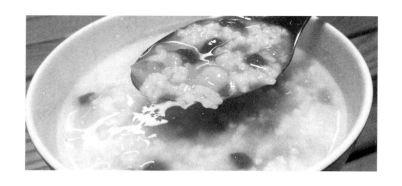

鳕鱼韭花粥 ✿

先熬大米粥，粥将熟时，将切成小块的鳕鱼掺入粥内，续以中火熬七八分钟，关火端锅。取适量韭菜花酱搁入锅内，顺时针搅匀后，复切韭菜碎些许，撒入锅内，此粥即成。

紫米花生桂圆粥 ✿

先将紫米以清水净三过，复以清水浸泡一小时许，打火坐锅添水，以大火攻水沸，下紫米入锅，同时取适量花生仁以清水净过下入锅中，仍使以大火，待汤水再沸时，旋文火慢熬粥。直至锅中粥熟，揭锅盖，剥桂圆七八颗，剔其核，将桂圆肉丢进锅中，复合盖，火上稍焖一会儿，关火起锅，紫米花生桂圆粥成。

凤梨紫米粥 ✿

取紫米适量，清水净过，复以足够清水泡上，约一小时后，连水带米一并倾入高压锅内，并掷入花生仁、糯米少许，赤小豆些许，调五谷类机关以高压锅压粥熟，趁极热时，搁冰糖两块，溶化之，搅匀之，待粥稍温时，撒进些许凤梨丁，此粥即成。此粥酸甜可口，又补气暖胃，正适合当早餐吃。

榴梿粥

先将大米以清水过一下，然后放电焖锅内焖熟，待放稍凉时，择榴梿适量与之搅匀，掺入凉开白糖水煮温即可食用。

香蕉牛奶粥

先蒸一小碗糯米，倾入锅内，倒进适量牛奶，并择一只香蕉剥皮切段掷入其中，三者碾匀，复上火稍加热，搁些白糖，即可食用。

三米花生赤小豆粥

三米者，糙米、粳米与紫米也。上三品，加入些许赤小豆，以清水三过，并以清水泡半小时，倾入高压锅内，复加适量水并花生仁，压粥熟，此品成。

紫米红薯粥

紫米清水一过。红薯清过,削皮,切丁。二者一并入锅内煮粥熟,即可。

肥枣花生玉米渣粥

肥枣五六枚,花生十来颗,并玉米渣适量,上三品,一锅沸水并煮熟,此粥成。玉米等诸品皆性热,故此粥宜夏日凉天当早餐吃。红枣、花生补血气;玉米开肠胃,同时红枣与玉米并用,既可调补脾胃,又消减红枣湿腻之性。若从馔饮的诗意来言:枣,雅品也;玉米,俗物也,二者同煮一锅,可谓雅俗共赏!世上万物皆有道,若能从其道,方为不谬也。

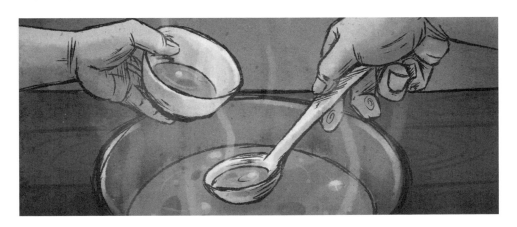

麦冬黑芝麻粥

　　先将麦冬净过，以清水泡上；复开火熬米粥；然后一边另起灶头炒焦黑芝麻些许，备用。待粥五成熟时，将麦冬并浸泡之水一并倾入粥内，以武火攻汤沸，复旋文火慢熬粥，待粥将熟时，倾入炒焦香之黑芝麻，复熬些时，此粥即成。麦冬滋阴，黑芝麻润肠通便，大米利水，正适合夏日吃。

马铃薯皮蛋虾仁粥

　　先熬米粥。择一只马铃薯，洗净，削皮，切丁。待米粥五成熟时，将马铃薯丁倾入共煮。然后，剥一颗皮蛋，切小丁，备用；切虾仁成丁，备用。俟锅内粥之将熟，将皮蛋和虾仁撮入，撒些冰糖、盐，大火攻些时，关火开锅，搁一点韭菜碎，此粥乃成。

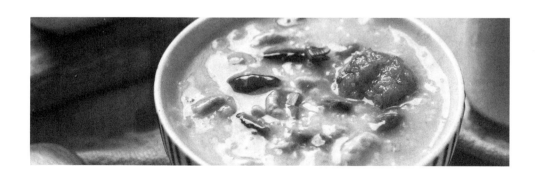

银耳鳕鱼皮蛋粥

先将大米以清水净三过，并以清水泡上，复将银耳以清水泡上，待过半小时后，开火煮米，期间将拾掇干净的鳕鱼切片，皮蛋剥皮切丁，皆置一边备用。俟米将熬熟时，先把银耳撕了丢入粥锅之中，复将鳕鱼片撮进去，再合锅盖煮些时，揭盖撒入皮蛋丁并些许盐，搅匀关火，撒点韭菜碎于其上，此粥即成。

胡萝卜陈皮鳕鱼粥

先将大米以清水淘三过，复以清水泡上，备用；取一根胡萝卜洗净，切片；鳕鱼切丁，置一边备用。坐锅打火，以清水煮些许陈皮到水沸，将陈皮捞去，下入大米，以武火攻一滚后，撮入胡萝卜，改中火煮之，待米将煮烂时，搁入鳕鱼片，并投入一些冰糖、细盐，续以中火煮五分钟许，此粥成。胡萝卜补血，鳕鱼滋阴，大米利水，为预防补血滋阴之品滋腻，故以陈皮水煮粥，以行其气也。

花生火腿粥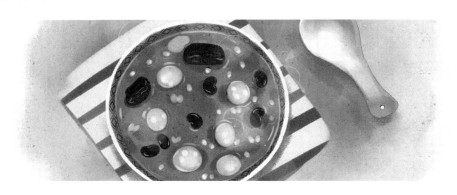

先将火腿蒸熟，切丁，备用；然后以清水泡米，备用。复以清水煮花生米致水沸，下入大米，改小火熬粥至米烂时，将火腿倾入，并搁些许盐与糖，此粥便成。

芒果红枣粥

先将米以清水淘三过，并以清水泡上。择一只芒果洗净，削皮，切丁，去核。坐锅添水开火，将芒果核并五六枚肥枣以中火并煮到水滚，将芒果核取出，下入淘好的大米，续以中火熬粥熟时，将切好的芒果丁撮入锅内稍煮片刻，关火，此粥即成。芒果性凉，可消暑气；大枣性温，可和脾胃；大米利水去湿气。早餐食此一碗粥，可得一天神清气爽也。

陈皮山楂粥

将适量糯米，清水淘三过后，复以清水泡上。坐锅添水打火，丢进锅内一些陈皮，三两颗山楂，以中火煮水沸，复下入泡好的糯米，攻一沸后，改文火慢煮粥熟。吃时可趁温搁一些蜂蜜方是好的。此粥消食、利湿、顺气又和胃，夏日早餐用之，甚妙。

薏仁红豆养颜粥

将薏苡仁、大米、红豆、绿豆，各取一些，以清水淘三过，倾入高压锅内，添水，煮熟即可。薏苡仁祛湿，红豆补心血，绿豆排毒，可起到养颜之功效。

黑芝麻红豆粥

先将黑芝麻炒香，置一边备用。以红豆并大米熬粥成时，将黑芝麻撒其上，此粥即成。喝的时候，掺些蜂蜜，甚好。此粥祛湿，养心，通便，可起到食疗效果也。

五元粥

取黑米、绿豆、红豆并糯米、黄豆一锅煮熟即可。黑为肾之色，绿为肝之色，红为心之色，黄为脾之色，白为肺之色，五样豆米分具五色，故曰五元粥。

桂圆黑芝麻粥

取一点米淘净，将炒香之黑芝麻与之掺了，一并置入豆浆机内制熟，待稍温时，搁入剥皮去核之桂圆肉，此粥即成。

梅子粥

取梅子四五枚，洗净，去核，切块，入石臼内捣碎，备用。淘糯米适量，入清水中浸泡些时，坐锅，添清水，开大火攻一沸，倾入泡好的糯米，复以大火煮汤沸，改中火慢熬米汤黏稠后，搁入梅子碎，一并续熬三五分钟，此粥成。

青丝红枣小米粥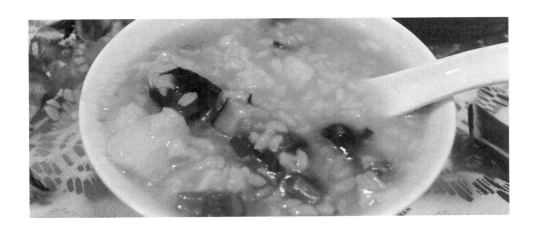

先将小米淘三过，复以清水泡之，四十五分钟后，打火坐锅添水，煮水沸时，下入泡好的小米，并搁入红枣五枚，使武火攻一沸，旋为中火熬之，至将粥熬黏稠，切青丝丢入其中，稍稍煮一会儿，此粥即成。

马铃薯蜂蜜黑芝麻糊

先煮开一壶清水，备用；然后取一只马铃薯洗净，剥皮，切丁，备用；复炒些黑芝麻。上二品并温开水一并入搅拌机内打碎，盛碗，倒入些许蜂蜜即可。

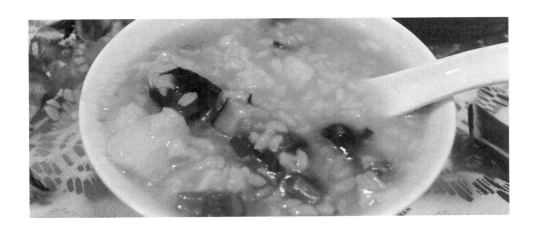

山药龙眼红枣杂米粥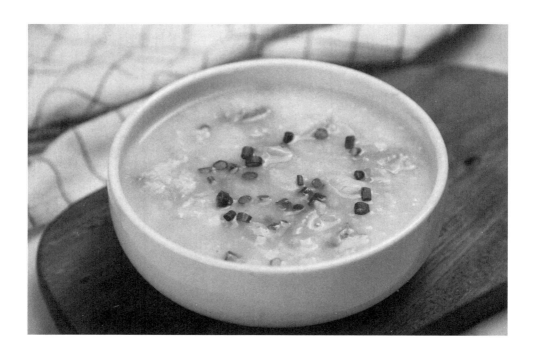

　　取大米、小米各适量，分别以清水淘洗三过并浸泡些时，取一截山药削皮，切小段儿，坐锅覆清水，掷入红枣九枚，龙眼肉九枚，以武火攻水沸，下入大米、小米并山药段儿，复使武火攻水滚一过，改文火慢煨至粥烂熟，温时享用。山药补脾气，红枣补心血，龙眼肉气血双补，大米利水，小米除热，此五品共煮一锅既大补气血，又消滋腻，正是冬日养人之粥也。

辑二　菜品

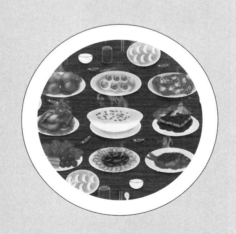

红烧肉 🌸

吃红烧肉，宜晌午，着短衫，蹲于板凳上，伸长筷子夹来大口吃；吃一块，闷一口辣酒，再伸筷子去夹另一块，此谓紧吃；宜就大馒头或干饭吃，非此吃法不能尝尽红烧肉之妙味。吃红烧肉不宜喝红酒、对佳人，吃之前后，若读一段水浒英雄事最妙。

吃虾两样法 🌸

"一夜东风吹雨过，满江春水长鱼虾。"春令吃虾原是吃个鲜儿，可滚水一烫，剥皮蘸姜汁佐酒，此等吃法，我谓之雅吃，非雨夜遇知己或孤寂无可无不可时不能吃。另有一种豪气吃法，乃是烧水煮大豆腐六七块并酸菜若干，待水煮滚，酸菜味入到豆腐之中时，丢入大虾五六只，仅撒些许精盐，武火焖估摸半分来钟，改文火慢炖至虾皮变红，盛一碗，可佐馒头或米饭日光下坐吃。此样吃法最宜花园劳作饥饿时吃也。

三文鱼豆腐煲

　　齐人冯谖寄人篱下时，曾倚柱弹其剑，歌曰："长铗归来乎！食无鱼。"我辈虽不才，亦不愿看脸色吃鱼，然鱼毕竟要吃，遂于春日乍去时，购三文鱼一尾，豆腐一块，犒劳自己，以为自娱。先取快刀，将拾掇好的三文鱼切块，后换刀切豆腐如鱼块大小毕，磕两枚鸡蛋只取其清，拌鱼块备用；然后，生姜切片，香葱切段，蒜剥皮拍扁，坐铁锅抹油打火，趁热油煎鱼块两面金黄，旋即捞出；同时丢豆腐入锅煎制，至豆腐两面稍变色，撮进葱、姜、蒜爆出香味，随即并入鱼块，倒老抽，撒白糖，淋陈醋，诸样烹一会儿，煠水适量，大火猛攻一沸，改文火扣锅盖慢煨约一刻钟，揭去锅盖，拧转大火收汁，装瓷盘内，撒葱花，点麻油少许，此道菜即告成。天色阴沉吃此菜，宜半卷窗帘，宜呷红酒，宜就葱油饼吃，若扬头猛看到窗外一竿竹笋长过膝深，不觉莞尔。

氽汤豆腐肉馅酿

　　明朝苏平有《豆腐诗》曰："传得淮南术最佳，皮肤褪尽见精华。一轮磨上流琼液，百沸汤中滚雪花。瓦缸浸来蟾有影，金刀剖破玉无瑕。个中滋味谁知得？多在僧家与道家。"诗末说是僧道多食豆腐，倒也确是，然于笔者心中有道佛，却也是要吃肉的。麻婆豆腐加点大肉末固然好，家常豆腐掺些五花肉片当然也很妙，但要说吃得过瘾一些，还得要做道余汤豆腐肉馅酿来吃了。事先须购回来一块上好的豆腐，利刀剖块，大小如一，然后以小尖刀将小豆腐块逐一挖窝儿，呈现酒盅状，置案边备用；选五花肉和大葱与姜乱刀剁碎打馅，馅中撒盐适量，淋老抽少许，取馅子一匙一匙填入豆腐盅内；同时，将掏出的豆腐可按碎，拌少许盐，点上生抽，捏适量五香粉合入，搅匀后，圆成一个个小丸子；打火坐锅添油，待油热时，先炸肉馅豆腐盅，后将豆腐小丸子炸成黄酥，分置于高沿深盘内。然后，盘内添清水，倒一点陈醋，加一点虾皮，下一点盐，上笼屉上蒸约一刻钟，关火取盘，撒一些香菜、葱花，淋几滴小磨香油，即可布桌。吃此道菜，宜喝白酒，宜吃烙馍。若春日午后，酒喝得半醺，正夹菜吃馍时微一扬眼，望到门前有一女子摇摇走过，此境最妙。

五花肉豆腐炖鱼丸

春云沉沉，日光乍见，吃碗五花肉豆腐炖鱼丸最应景。五花肉焯水后，热锅冷油丢入花椒八角炒之，稍翻数遍，撮入葱、姜、蒜片，待得香味跑出，洒老抽、生抽少许，续炒几下，一次焬够水，盖锅武火烧得水滚时，下鱼丸、粉皮，改文火合炖，估摸半小时后，丢进大豆腐块并精盐慢煲一刻来钟，手撕大白菜几瓣入锅，使武火合盖稍煮，起锅淋小磨香油几滴即可。五花肉肥瘦相间，若春阴之丽天，经炖过的大豆腐宛似倏然而来之大云朵，四只鱼丸沉进去，一只升上来恰似乍现之太阳，并合乎五行之说。吃此一碗菜，天地文化尽在其中，一边吃，一边遐思，不亦妙哉。

满罐香 🌿

养生馔饮当用拘束法，有道是："养生乃一场修行也。"然人生促短，偶尔放逸，也该是应有之事，于此当吃一顿满罐香。以快刀将五花肉切块，肥大肠剁环，姜片、葱段、蒜碎一一收拾停当。先取炒锅抹油，待油热撮入肉块、肠环，翻炒数下，拨一边，腾出热油爆炒葱、姜、蒜，跑出香味后，并肉块、肠环淋老抽合烹，入味后，一次焌水足够，然后取一只束口砂锅，将炒锅内肉并汤一起倾入砂锅，拿纱布将八角、花椒、茴香、肉桂、青果、香叶一并兜裹了，丢入砂锅汤中，扣上锅盖，改文火慢炖，约莫一个小时后，揭盖依次置入大豆腐、鱼丸、香菇、粉皮、金针菇、木耳、海带片各若干，放盐适量，转武火煮汤滚，改文火煲约二刻钟，再次揭盖抖入大豆芽适量，以筷子翻大豆芽沉入汤下，合盖稍焖一会儿，起锅关火。之所以取"满罐香"者，一来此菜为满满一大罐，二来食材为十味，"十"有满者之意也。当然喜吃辣者，可淋辣椒油；喜食酸者，可洒老陈醋，也可在菜上布些香菜或葱丝，图得皆是吃着过瘾。

小碗方子

择肥厚五花肉，拾掇干净，以利刃制方，大小均匀，热水焯后置于碗内，然后撒五香粉适量，倒入老抽、生抽各等分，淋半匙精盐，拌匀合碗喂肉块半时辰。打火坐蒸锅，重新规置肉块，并于其下垫一层禹州焖子致使方子排列成小丘状，下淹清水，上布姜片、蒜片与葱丝，后移入笼屉，先武火蒸到锅内水滚，改文火慢蒸，以蒸得碗内方子稀烂为准。此道菜，又名"小扣碗"，是故乡中原乡下娶媳妇、生小孩待大客时必上之佳肴。只不过，乡下待客时间紧，切方子所需肥瘦肉则先以佐料大汤煮得烂熟了，再制成方子，如前法上小黑碗，置大笼屉蒸之。一次有蒸十几小碗的，每桌上一碗，乡下人，一边喝酒吸烟，一边吃方子，十分过瘾。乡下人称能吃大肥肉方子的，为"有福人"。我邻家一叔，当十几年村里支书，一张嘴十分能吃方子，村人羡慕，然其不幸得脑出血猝然亡去，看来这方子还是少吃为妙，偶尔解馋可矣！

毛头焦酥丸子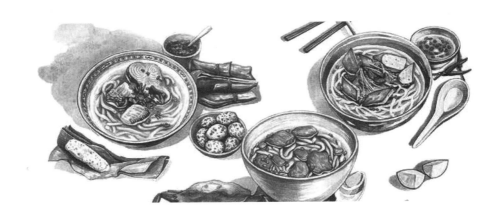

吃丸子，一定要吃肉的，若炸焦酥了吃，毛头丸子最妙。

炸毛头焦酥丸子，大肉首选，鸡肉次之，牛肉、羊肉均不可取，海鲜类更不要谈。配料主要是粉条与嫩肉粉，若一时无从购买粉条，可以粉丝代之，虽然粉丝制作的"毛头"差了些，也算聊胜于无。做毛头焦酥丸子，须先将粉条以沸水"浆"了（注：浆是俚语，即将粉条放入滚水中煮一下，使干粉条变软和），"浆"过的粉条，冷凉后，乱刀斩几下，注意不要剁碎，撮入瓷盆中，待用；然后，择精瘦猪肉若干，配之与姜、葱以乱刀剁碎，后一并推入瓷盆之中，倾倒一袋子嫩肉粉，撒些许五香粉，淋老抽、生抽适中，添盐，与之前的粉条段打匀，使馅子如蒸糯米黏稠。坐锅倒足油，大火将油烧热后，改火势适中，待油温稍降，搦半把馅子于手掌左左右右团圆后，丢入油锅中炸，炸至黄焦时捞出，放凉后或趁热捏着吃，味道很好。吃毛头焦酥丸子，宜喝粥，小米或糯米粥均可，一口吃丸子，一口嘬粥，真不错。

春韭炒虾

杜甫有诗句："夜雨剪春韭，新炊间黄粱。"春天韭菜肥美，正可炒来吃，倘如杜老爷子诗中所说春韭配上黄粱米饭吃，也许不错，然究没有春韭炒河虾来得妙。闲话少说，且来做菜。当然要择肥嫩的新韭，只是河虾，附近超市没得卖的，馋劲儿上来管不得那么多了，且取嫩虾替代，拣四五只肥大的，挑去虾线，洗净一边备用。将春韭择洗干净，撮一边备用。打火坐锅添油，油热后，置入大虾烹，待虾皮变色，只取生抽少许淋入，续烹一二分钟，利刀将春韭切了，不要过于碎屑，旋即撮入油锅内和大虾同煎，翻炒二三下，起锅，撒一点精盐。吃此菜，宜春雨夜，宜坐于一盏灯下，兀自取白酒一杯，一边吃菜，一边独饮，窗外雨声潺潺，一时有逸世之感耶。

清蒸鱼 🪷

购条鱼回来，晌午清蒸吃。

事先将鱼拾掇干净，刀剖其身两面各三痕，以少许精盐搽抹鱼身，取一盘子，上搁择过洗净的香葱二三根，托鱼覆于香葱之上，鱼上撒姜片若干，端盘子入笼屉，水一滚即上锅内蒸。约蒸五六分钟即揭锅端出鱼盘，挑掉鱼底香葱，和鱼身上姜片，并滗出盘内汁液，复取香葱丝并姜丝均匀撒于鱼上。另开灶头，坐锅添油，丢入几粒花椒，待油热时，端锅将热花椒油"滋啦"一声，均匀地倾洒鱼上，清蒸鱼成。若与家人一边吃清蒸鱼，一边看廊外春风，可谓美不胜收。

五花肉炖酸菜粉皮 🪷

过日子吃饭当然以简素为要，然也该吃一点荤腥，否则对身体定是不大好的。春日闲长，中午可吃顿五花肉炖酸菜粉皮，过一下瘾。将五花肉切大片，以水焯过，打火坐锅倒葵花油若干，油热时，撮入五花大肉片，翻炒四五来回，扒拉一边，漏出余油，撮入葱、姜、蒜爆炒，倒老抽适量，锅内诸品合烹数下，一次浇上大水，合锅盖焖一会儿，一边另起灶头，打火坐砂锅，然后将另一炒锅内诸品并汤一起倾入砂锅，先以大火烧沸，丢入酸菜适量，扣盖，改文火慢炖约半小时后，揭盖，撕入粉皮一张或两张，复扣盖，续以文火慢炖，至粉皮软熟，起锅汤炖毕。吃五花肉炖酸菜粉皮，宜就大馒头，喝老白干，若此间能找到评书武松打虎，且听一回，一餐吃罢，尽消去书生一段缠绵轻愁。

粽香糯米蒸排骨 ❋

人这一生，若为点闲馔费些心思与时间，也是颇有意思的事。趁个周末，一大早，便将糯米淘一淘，清水泡上，然后用保鲜膜封好，置入冰箱保鲜厢内；随后，拣两根瘦肉排骨，以板刀一截儿一截儿剁好，洗一下，码入碗内，取清水淹约两三刻钟，以浸出血渍，再次洗净，滗出剩水后，置入大碗内，取十三香、生抽、老抽、大块姜片，少许花雕，一并汇入排骨碗内，以手抓插十下八下，使诸佐料均匀布散排骨之上，后复以保鲜膜封其碗口，置入冰箱之中。其后，一家人可以外出游乐，或可以在家里做些事，读点闲书，或旋开留声机听一点老唱片，总之要舒舒服服地度这一天的初夏时光；中午可以在家或在外边拣自己喜欢的吃食吃一些，粽香糯米蒸排骨须要当 dinner，一家人一起，灯下散坐着吃，才有意思。起风了，向晚的圃中花将香气散得满院都是。这时候，半垂窗帘，一个人在厨房忙活，妻与孩子们在房内说笑，并不参与其中。先将泡好的糯米捞出，沥去残水，放入小瓷盆内；然后，另将一块一块排骨取出，丢入糯米之中，二者搓匀了，备用。这时，再择一宽沿儿蓝花瓷盘，取两片粽叶剪边垫于盘内，捏一块一块粘满糯米的排骨，列于粽叶之上，或糯米排骨量大，可以起一堆儿，也无妨的，直须于其上再覆一层粽叶，端入笼屉内，上锅蒸。当然，蒸锅内须添足够的清水，一直以武火煮其沸，改文火慢蒸两小时以上，至肉烂米熟香味四弥时，起锅关火。一家人，各个执匙，一点点取吃，软香可口，十分好。

肉末豌豆

夏月天热，极易耗气，当然宜吃豌豆，只因豌豆可补益脾胃之气也。

周末，一家人外出游乐，傍晚回来，最好能烧一盘肉末豌豆吃。先取豌豆，以清水煮了，期间取精瘦肉适量，洗净后，乱刀剁碎，置一边备用；待豌豆煮熟，捞出沥去剩水，坐锅倒油，滑炒肉末，少淋几滴白酒，放适量盐，翻炒数下，肉末熟时倾入煮熟的豌豆，与锅内肉末拼炒一会儿，端锅关火，此菜即成。烹此菜，绝不可加过多调料，宜吃豌豆之青气，肉末之鲜香。吃此菜，宜夏日黄昏，一盏昏黄灯下，就着糯米粥不紧不慢吃。若窗外有晚风，习习吹来，灯光一晃荡，竟不知今夕何夕。

排骨焖扁豆 🌿

谈起这道菜，笔者还是跟一东北小伙学做的。

其时，乍来美国，与人合租一套 house，妻儿皆在大陆，一日三餐当然要由自己做来吃。忽一冬晚，我闻得厨房内一股醇厚香味飘来，便步出卧房一看，是才来的一个东北小伙子在烧菜。问到时，方知他烧的菜是排骨焖扁豆。其实，这道菜的制法十分简单，那便是将排骨剁块，丢入滚水中，祛除上沫，然后坐锅打火倒油，趁油热时煸炒排骨，待排骨稍煎出油时，撮入葱、姜、蒜，翻炒入味，淋适量老抽，添水，武火攻一沸，改文火慢炖，约略一个小时，将择好洗净的扁豆掩进排骨汤中，文火一起焖少时，改大火，撒盐收汁。排骨焖扁豆，味道醇厚，十分过瘾。当然吃此菜，宜大口喝白酒也。

五花肉炖香菇豆腐菜 🌿

小半天儿，都在花园里侍弄花草，晌午了，回厨房拉开冰箱见还有一条五花肉在，便取出，板刀切块，一边坐锅添水打火，待水滚时，将五花肉一块一块搁入锅内焯一下，去上沫，然后捞出五花肉，置一边备用。切姜片、葱拍扁切斜条，蒜拍扁切宽丝，坐油锅，大火烧油热时，撮入五花肉爆炒，待五花肉煸出油来，撒进葱、姜、蒜，跑出香味后，复淋些老抽并生抽若干，翻炒入味后，焌大水，以大火攻一沸，丢入香菇，稍稍炖一会儿，改文火慢煨，至五花肉被炖得熟时，将豆腐切小方块放入锅内，复炖十来分钟，撒盐，稍焖一会儿，起锅关火，此菜功成。吃五花肉炖香菇豆腐菜，当然要吃大馒头，或者卷烙馍吃，皆相宜，若有二锅头当喝二两，喝得半醺时，看窗外大朵月季开得灿烂，最妙。

小酥肉 🌿

小酥肉，可蒸着吃，做汤吃，也可炸焦了捏来干吃。

蒸着吃，当然是做成扣碗，一般是乡下人家做来招待客人吃。小酥肉连汤，宜于夏雨夜，自个儿打伞，去到街边小摊买来吃，一边吃，一边看小城女子在雨停后的街灯下来去，是很有意思的。然而，以上两种吃法，皆要在故乡那些情境里去，现在，人为羁客，小酥肉炸焦了摆盘子内，放在桌边，一边看书，一边捏着一个当闲食来吃，还算不错。炸小酥肉，猪、牛与鸡肉，皆相宜，取一块洗过后置案板上，并葱、姜乱刀剁碎，装入瓷盆内，和入一二袋酥肉粉，倾入老抽、生抽适量，撒入十三香，放入盐适量，添少许清水，双手搋插成馅子，然后坐油锅，待油烧热，改中火，一手搋馅子，大指、次指环圆挤出一个个小丸子，丢入油锅内炸至黄焦，即可出锅。有小酥肉吃着，有闲书看着，妻在卧房内搂着小女儿睡觉，这日子过得便不错。

肉焖子

焖子，有素的，也有肉的。

前一番儿，给家人做过素焖子吃。昨儿突发兴致，说要做些肉焖子，今晨便起了个大早。先取粉条一小捆儿，坐锅打水点火，将粉条浸进水中，致水烧一滚，续煮粉条三五分钟，使粉条变软软的，捞出沥去其中剩水，乱刀斩碎了，置一边备用；然后，取来一块五花大肉，先切块儿，佐以姜、葱奋刀剁成馅子，放入大瓷盆内，复将之前斩碎的粉条一并入盆，倒入地瓜粉二三袋，撒十三香、精盐各适量，淋老抽、生抽，以手插搦，使其均匀，暂留盆内，备用。这时，洗手，坐蒸锅，于笼屉之内先垫一层白菜叶子，然后将盆内诸物覆于其上，移入锅内，先驱大火烧水沸，改文火慢蒸，约略一个小时，揭去锅盖，以筷子乱扎锅内蒸品，一使其有孔可透气，免使焖子里不熟透，二也可见焖子里边是否已蒸到。若各个气孔出筷，皆不见粉芡之白，复盖锅改大火猛攻二三分钟，先关火，并不急于取锅，而是坐于灶口，也不揭盖，闷一会儿，使其蒸气复浸入焖子之中，如此方可使焖子内味足矣。三五分钟后，端笼屉出锅，以冷清水淋之，尔后将焖子倒扣于案上，揭去白菜叶子，焖子乃成。焖子，可取猪油，佐于大蒜、姜片、辣椒煎吃；也可配白菜、肉、油出豆腐做成揽锅菜；当然，也可以垫于方子、条子之底蒸吃，皆风味俱佳也。

杂烩菜

家里做一大屉焖子，便不免隔三岔五做杂烩菜吃。

取五花肉，利刀切薄片；取焖子一块，也切成薄片，各置一边备用；若家里有油出豆腐最好，没有，也可现坐油锅炸出，油出豆腐可切方，也可切丝，置一边备用。剥蒜，切姜片，截葱段，坐锅倒油，大火烧油，趁油热时，撮入五花肉片烹之，待锅内五花肉烹出明油，捧入焖子同煎，煎至焖子双面皆焦，撮入葱、姜、蒜爆炒一下，淋入老抽些许，先放白菜，后入油出豆腐，撒少许生抽，翻炒锅内诸品，撒盐适量。若要吃干一点的杂烩菜，可使锅内白菜出的水烹干净；当然，若要吃带汤之杂烩菜呢，可再焌水合锅盖小火"咕嘟"一会儿，方可出锅。卷一张烙馍，吃杂烩菜，再闷一两口烈酒，是故乡过年节的好吃喝。

豆腐菜

游子每起乡愁，便可做些家乡菜来吃。

豆腐菜，便是我们的家乡菜之一种，向时在故乡，夏夜，或晴或雨，若一时兴起，皆要或摇扇或打伞，一路散步到城南关吃上一碗豆腐菜的。豆腐菜者，豆腐为主菜也，然其豆腐并非白豆腐，乃取油出豆腐，常切成细丝，杂以五花肉并粉条，还有些大豆芽。豆腐菜，并不难做，当然家里要备有高汤，若无高汤，也可，味道虽寡一些，也聊胜于无。将早已煮熟的五花肉切片，烈火热油烹之，复佐以葱、姜、蒜爆一下，焌高汤，下粉条，盖锅盖，烈火攻一沸，复改为中火炖，一二十分钟后，揭锅盖，丢入豆腐丝大量，复合盖焖四五分钟，又揭去盖，陷入大豆芽，放精盐适量，复合锅盖，再稍焖一下，倒入粗瓷大海碗中，便可捏过筷子，坐吃。在故乡，各食客皆是坐于一张四边透风的大棚之下，一边吃，一边可趁闲看小城夜色，或雨淋街灯，或一盏明月丽天，旁边的柳树或秀发低掩，或迎风起舞，都很妙。

南瓜蒸排骨

拣瘦肋排，一截一截斩块，上锅开水焯少时，去上沫，夹出排骨沥去残水，佐以老抽、生抽并五香粉，撒少许盐腌上，约过半小时后，取排骨滚入适量嫩肉粉中，使嫩肉粉薄裹之，然后坐油锅，待油温起来时，捻排骨一块一块丢入炸之。排骨炸至酥焦，一块块扢出，置盘中放凉。然后，挑老面南瓜洗净，劈一角下来，去皮，以利刀切小方块，一块一块置入小瓷碗底，上覆酥排骨若干，佐以葱、姜、蒜并辣椒丝各适量，下渗香醋、生抽各少许，上笼屉蒸之。约过半小时后，瓜熟骨肉香，正可以吃。这菜宜小瓷碗蒸，吃这一碗菜，配一碗鸡汤面来吃，甚好。

啤酒鱼

初夏好风天儿，可做一道啤酒鱼来吃。

超市一直都有时鲜的鱼卖，购三条回来，中午即做吃一条。先将鱼拾掇干净，沥去水渍，上油锅煎制，至鱼两面焦黄时，取箸将鱼拨一边，留出剩油，撮入姜片、葱丝、蒜瓣爆出香味后，复拨鱼于锅中，倾入啤酒一听，扣上锅盖稍焖些时，待啤酒香味四弥时，洗西红柿一个，切块后，揭锅盖，旋即撮入锅中，撒盐适量，复合盖，再以文火炖顷时，改武火攻一沸，即成。吃啤酒鱼，宜吃糯米蒸饭一碗也。

玉米豌豆炖排骨

排骨，俗香也；豌豆，清香也；甜玉米调和二者。玉米豌豆炖排骨可谓一碗汤中尽显浮世相也。有时食材搭配，与人事安排相类，倘若配伍得好，相得益彰，否则便不妙。一般吃雅菜，必要尝些俗香，方得可口；若一味雅致，好听，难咽也。玉米豌豆炖排骨，即为雅俗搭配，当然味道也是好的。须取肋排，剁块了，滚水煮一沸，去上沫；然后，重添清水，水滚时，丢入排骨，改文火，只取姜四五片，香葱两三截，搁进锅中清炖排骨。约过一小时后，将玉米斩段，取二三段掺入汤中，与排骨同炖十来分钟，复捧入豌豆一小把，改武火，续炖此汤一二沸，撒盐适量，即可盛碗布桌，享用此汤了。

西红柿炖牛腩

一个人小睡醒后，可做碗西红柿炖牛腩吃。

先将牛腩洗净后切块，丢入冷水之中，浸出血渍，复以滚水焯一下，祛除上沫，夹出沥掉残水，备用；取西红柿二三枚，于其顶以刀画十字，丢入热水中烫掉其皮，置一边备用。然后，坐油锅，油热时，先刀掀牛腩于其中，烹之；复撮入葱、姜、蒜末，爆出香味后，混于牛腩之中，互参滋味，焌大水，借大火攻一沸，转中火，合严锅盖，慢煨约四十分钟，揭去锅盖，丢入西红柿，复同炖一刻钟，去锅盖，撒盐，起锅关火。以大碗盛此汤，复以小碗装小半碗蒸米，二碗并列于桌上，取汤勺舀汤于小碗中，泡米而食之，复不再笑刘禅也。

九味鸡胗

夏五月，食鸡胗，可消食补肾。吃鸡胗最便当的方式之一种，便是九味鸡胗。

所谓九味鸡胗，是笔者以九味调味煨出的鸡胗也。事先当以白酒一二盅调入鸡胗之间，切忌一般食谱之所言以料酒，喂之数分钟后，焯水，复清水添锅，鸡胗丢入。同时并入撕段的葱，切片的姜，拍扁的蒜，还要撮进去二三枚丁香，七八颗茴香，四五只八角，一二段桂皮，一粒青果，一片香叶，上九味与鸡胗先使武火攻一沸，转文火慢煎，约过一刻钟后，撒盐适量，改大火重攻一滚，复拧小火慢煨，直到鸡胗脆熟为止。吃九味鸡胗，喝冰镇啤酒，当闲食以消夏足矣。

甜橙金脆三文鱼

三文鱼吃法，花样颇多，今天特向诸君介绍笔者的有关三文鱼的一种吃法。

取三文鱼，利刀切块，少淋花雕洗一过，置于盘内；取蜜甜大橙子五六颗，挤出其汁，复将甜汁掺入三文鱼中，捏些许烧烤料均匀调拌后，浸腌十来分钟。然后，取一小碗，内盛小半碗 Corn Flakes Crumbs，一块复一块夹出腌制好的三文鱼丢入其中，滚一滚，使鱼块遍布 Crumbs。灶头打火，坐油锅，待油温起来时，扪鱼块入锅煎，煎黄酥则止。一块一块列于细瓷花盘，趁热了捏着吃，外酥里嫩，香甜细软。吃甜橙金脆三文鱼，宜喝糯米大红枣粥，当然若蘸 Honey Mustard 吃，其风味更见别致。

椒酿肉虾

闲来无事，摆调出一款椒酿肉虾的肴馔，一人不敢独享，特纪录以飨同好。取几只尖椒，清洗干净，从头到尾，一刀剖两瓣，掏去内穰，以厨纸揩去水渍，放盘内备用。然后，取大虾六七只，清水净后，掐头去尾，从中腰挑去虾线，并花刀切成虾仁；后取五花肉适量，冷水洗一过，乱刀剁入葱、姜成馅子，撒盐半勺，抖入十三香些许，淋进小磨油少许，倾倒生抽、老抽适量，并将前头虾仁撮入，一道顺时针打馅毕，一点一点填进辣椒壳内，灶头支油锅，油温时煎之。待肉熟并椒囊呈现虎皮状，此菜即成。吃椒酿肉虾，宜配吃蒸香米一小碗，餐后喝西瓜汁一杯以消油椒辛燥也。

山药莲藕白水丸

这道吃食，是旧友介绍，笔者一时化裁做来吃的。

为这口吃食，特意去了一趟超市，购回来所需之食材：山药与莲藕。先取一块鸡肉，洗净之后，乱刀斩碎，并入姜、葱剁成馅子，置一盆内，备用。然后，取山药削皮，洗净后切碎；莲藕也如法炮制，二者混入肉馅，撒些许十三香，淋几滴小磨油，倾入少许老抽，掺进小半碗米粉，磕里边一个鸡蛋，按顺时针方向打成肉馅。打火坐锅添清水，待水滚时，左手搦一小把馅子，拇指与食指环挤出一丸子，旋即丢入滚水之中。取中火煮些时，锅内丸子漂浮上来，一个一个捞出，置盆中，稍冷一会儿，半温时吃，蛮不错。

芦笋熘鱼片

初夏正是吃芦笋的好时节，当然芦笋有多种吃法，其中芦笋熘鱼片是最为家常的菜。大清早，从超市购回一把鲜嫩的芦笋，晚上便可以做来。取三文鱼，切片；姜丝、葱段、蒜瓣备好；芦笋掐尖切尾，清水洗一过，沥干，切段，备用。坐锅打火添油，油烧六成热时，炒葱、姜、蒜，跑出香味后，撮入三文鱼片，混炒三四回，淋少许老抽，续炒两番，倒入一二勺子豆瓣酱，翻炒一下，倾入芦笋段同炒，炒至菜熟即成。吃芦笋熘鱼片，宜配葱油饼，宜喝粥。这样的家常饭菜，一家人吃着，其乐融融。

韭菜蒸蛋三文鱼

事先，取一枚鸡蛋于笼屉内蒸之。然后，择净韭菜，洗二三过，切段儿，置一边备用；取三文鱼薄刀片片。坐油锅打火，油温起来时，撮入三文鱼片煎之，待两面现黄，撮进韭菜，翻炒两三回，捻盐散其中，颠锅两三下，盛于盘中。此时，笼中蛋已蒸熟，取出，剥皮，刀切四沿，分布于三文鱼韭菜之旁边，此菜完工。吃此菜，喝汤面，窗帘紧闭，不管世间阴晴耶。

芦笋豆腐炒牛肉

晌午吃大米、小米二米蒸饭，若拣配菜来吃，可做芦笋豆腐炒牛肉。

当然，先将牛肉切片，芦笋切段，豆腐切块，葱花、姜丝、蒜末一一备齐，然后先坐平底煎锅以些许油将豆腐块两面煎黄，后别起一灶，坐油锅先烹葱、姜、蒜，香味飘出时，即放入牛肉块翻炒几回，后淋少许老抽，再续炒几下，便倾入煎好的豆腐块，一块同炒几下，焌少许清水，待锅内牛肉渐熟时，撮入芦笋段，撒盐，同煎至菜成。一盘菜，一碗米，吃罢室内小憩，不义而富且贵，于我如浮云！

排骨焖蘑菇

排骨剁块，焯水去上沫，然后坐炒锅添油，趁油热时，以葱段、姜片爆炒排骨，散出香味后，淋老抽些许，翻炒几下，一次焌水足够，以武火攻一沸，改文火慢炖，约过三十分钟后，撒盐，改武火收汁，待汁收得恰好时，将水净过的蘑菇撕瓣丢入其中，翻若干下，续以武火合盖焖少时，此菜即成。吃排骨焖蘑菇，宜吃一碗糯米红枣稠粥，十分好。

山药酒香蒸排骨 🌿

恰逢阴凉天，倘向日饮冷，一时有些畏寒，当做吃山药酒香蒸排骨。

取排骨适量剁块，以清水洗之，置入瓷碗内，调以白酒、生抽、绵白糖并花椒油封口腌制一至两个小时。后，取山药削皮，切斜块垫于碗底，覆上腌制好的排骨块，上笼屉内蒸之。又过一至两个小时，笼内诸品皆熟烂，取出泼上生抽适量，淋入小磨麻油些许，复切葱花、芫荽落其上，即可布桌吃了。吃山药酒香蒸排骨，宜吃糯米花生红枣蒸饭，香喷喷，甜若若，又养胃，又可口，当然妙耶！

酒糟凤爪 🌿

清水洗凤爪毕，剪掉趾甲，焯水去上沫，复以清水洗一过，以些许花雕喂之。约半小时后，坐锅添水，手掰肥枣一枚碎八片，并生姜九片丢入其中，仍烧大火使水沸，取喂好的凤爪投入沸水中，同时取桂皮、香叶、葱段一并合入，续使大火攻一沸，改文火慢煮凤爪致其熟，捞出凤爪，旋即掷入冰水使其冷却后，以冰水洗一过，取厨纸揩干，置入瓷罐内，倒入糟卤淹没之，封口移入冰箱冷冻一晌，即可食用。一边啃酒糟凤爪、喝啤酒，一边看球赛，乃旧年消夏一大受享也。

山药水栗骨肉西瓜盅

先将猪颈骨斩块，清水洗一过，沥干，倾入花雕、十三香、生抽喂之。约过三十分钟后，水栗剥皮切块，山药削皮切块，分置蒸器以垫底，上覆腌制好的猪骨肉，杂以姜片、蒜瓣并红枣，上笼屉内蒸。先采用武火蒸一沸，复转中火使笼内诸品蒸熟，揭盖提笼屉将所蒸之物一并倾入西瓜盅内，再移入笼屉，以中火蒸过五六分钟，此菜便告成功。此菜吃起来，香肥不腻，甜爽可人。

家常四丁小炒菜

所谓"四丁"，即鸡丁、豆腐干丁、藕丁和辣椒丁是也。坐油锅，烹花椒，倾入鸡丁，泼些许老抽爆炒一回，撮入辣椒丁续炒，待鸡丁八成熟时，捧入豆腐干丁并藕丁，撒适量盐，合而烹之。然后，少焌水，大火收汁，汁尽菜成。

眉豆香菇炆排骨

夏月若逢阴湿天，当做眉豆香菇炆排骨来吃。

先以冷清水于细瓷碗中泡眉豆，约过半个时辰许，复以温水烫一下香菇，待香菇发软，取竹筷按顺时针方向搅动香菇以祛除杂质，然后将水撇出，切忌香菇泡得过久，以免营养流失。取排骨三根，板刀剁块，开灶坐锅，焯水去上沫，然后别起灶火，坐砂锅一次添入清水足够，丢进去排骨块、眉豆并香菇，随后捏八角三枚、姜片五片，红肥大枣三颗掰九瓣，纷纷堕入砂锅内，合锅盖，以武火攻一沸，后改为小火慢炆。俟骨肉熟透，揭盖撒盐，再采用武火攻些时，此汤即成。喝此汤一碗，吃馒头两个，健康营养，味道当然也是颇妙。

姜枣眉豆猪蹄汤

事先取一小瓷碗以清水泡眉豆，另取一小瓷碗以清水泡花生仁，约略三十分钟后，取猪蹄剖四瓣，以热水焯过，洗去浮沫，再以一点白酒渍之。然后，打火坐砂锅，一次添清水足够，先下猪蹄，接着丢进去肥枣三颗撕九瓣，姜三片，陈皮、桂皮各少许，并戒指样大小一环山楂，青果一个拍扁，扣上锅盖，采用大火攻一沸，揭盖子复下进去泡好的眉豆并花生仁，仍使大火烧一滚，改拧为文火慢煨，待锅内猪蹄子煮得烂熟，撒盐适量，不熄小火焖些时，陡驱大火猛攻三五分钟，关火起锅，此汤乃成。

肉蟹竹虾骨蛋煲

购回肉蟹并竹虾后，分置器皿之中，倾入清水淹没之，后分别倒入花雕酒些许，以酒醉蟹虾。取排骨若干，板刀剁块，焯水去上沫，切姜葱，拍蒜瓣，皆置一边备用。然后，开灶坐锅煮鸡蛋五枚，并另起灶火，坐铁锅添油，趁油热，先撮入排骨烹之，并捧入葱、姜、蒜同烹出香味后，挖进豆瓣酱适量，翻炒几回后，一次煨清水足够，以武火攻一沸。期间，另灶之上鸡蛋已煮熟，以筷子颗颗夹出，丢入清水中冷之。灶上撤去煮锅换砂锅，然后，将别灶之上炖沸的排骨连汤一并倾入砂锅之内，剥去蛋壳，纷纷堕入其中，并掷入藕丁七八块，香叶一二片，花椒六七粒，八角三枚，桂皮和青果适量，并红枣三个，合盖以大火烧一滚，改文火慢煲。这时，将酒醉螃蟹拾掇毕，斩块，裹以淀粉，上油锅稍炸；同时，清水洗大豆芽若干，以剪刀裁去竹虾头尾及脚须，皆置一边，备用。待砂锅之内排骨煨熟时，揭去盖子，先于其上覆一层大豆芽；撒精盐适量，同时捏一枚枚虾子布于大豆芽之上，然后将所炸之螃蟹诸件一一置于竹虾之上，合锅盖，以武火猛攻五六分钟许，关火取锅，肉蟹竹虾骨蛋煲成。吃肉蟹竹虾骨蛋煲，可就米饭，香软可口，嗯，十分妙哉！

酒醉花虾

鲜活花虾半磅以清水养三过，每过九分钟，后取花雕酒淹没之。然后，开灶坐砂锅炖当归、川芎、党参、肥大枣，煎汤三沸，灭火撒盐些许，致汤冷凉，掷酒醉花虾入其中，合盖经药汤喂一夜另半晌。次日近午时，切姜片若干，取一大瓷盘，将姜片垫于盘底，上置花虾，进笼屉内蒸之。十五分钟后，酒醉花虾蒸熟，旋即入冰水中激之。然后，择青花椰菜，以热汤烫熟，备用。此后，将花虾装盘，并摆青花椰菜于其中，上淋些许中药汤子为宜。一只一只虾剥了皮细吃，妙哉！

怪味花生

中午因吃酒醉花虾，罐子内剩有当归党参汤若许，便坐铁锅，取半碗花生仁倾入，开中火煎之。一边煎，一边撒些许归参汤，径将花生仁煎得焦酥，装入碟中，放凉后，置于案前，或读书或写字时，一颗一颗捏来闲吃，非但补益气血，味道也别致。

牛肉水栗蛋蒸嫩豆腐 🌿

事先取精牛肉若干，并入姜片、葱段乱刀剁成肉馅，置一碗中；然后，拾掇水栗干净，并剁碎混入牛肉馅之中，泼老抽少许，撒十三香些许，施精盐适量，一并打成馅子；取一块嫩豆腐置入细瓷大盆中间，并于豆腐上纵横划"井"字，然后取馅子堆围豆腐四周，磕四枚鸡蛋分摊四边肉馅之上，捏盐细撒其上，入笼开大火蒸之。待蒸锅内水滚，改为中火慢蒸，至盘内诸品熟，罢火起笼，端盘布桌，再切葱花一些，均匀撒在豆腐之上，且滴花椒油些许，此菜即成。

什锦狮子头 🌿

选夹心猪肉一块，清水洗净后，斩块且和以姜片一并剁馅，置入瓷盆备用。然后，取一个洋葱去皮，五颗马蹄剥皮，一小截山药削皮，杂以红萝卜皆纷纷刀切为小丁，一并装入榨汁机中榨汁，且将诸品之汁，倾入猪肉馅中，同时搁淀粉适量，打鸡蛋两枚，淋生抽、老抽各些许，撒十三香一点，捏一些盐入内，并豆腐一块搦碎混入，一并调成馅子。开灶坐油锅，待油温五六成热时，右手揪小半把馅子，投掷于左手掌之中，如此反复摔打，渐团圆成狮子头状，坠入油锅煎炸至皮黄，捞出控油。此后，将热油倒出，余一些在锅底，丢进去花椒几粒、八角二个、桂皮少许，间以蒜瓣烹香后，放四个狮子头于其里，稍炒入味，旋即焌水适量，丢三只红枣进去，采用大火炖开，复改文火合盖慢煨，约略半小时后，揭盖丢进去手撕大白菜几绺，与此同时，倒入番茄酱一些，捻入精盐恰好，稍使文火焖些时，换回大火收汁。几分钟后，关火盛菜入盘，撒一些香葱花，滴几点小磨油，此菜即成。吃什锦狮子头，就一小碗米饭，喝两杯白酒，夫复何求！

花雕酒焖龙虾鳌

新购回一只鲜活的游水大龙虾，重约十几磅，一家人一顿断断吃不完，便计谋着一虾多吃也。回家先将活的龙虾养在水池子里，清水养三过，再养时须往清水之中滴花雕酒几点，趁虾微醉时，斩其尾部上一寸许，给龙虾放尿，毕，取刷子净虾身，然后取利器大卸龙虾八块，只取其中一大鳌置入大瓷盆内，余者拿保鲜膜裹了丢入冰箱来日再用。取一只木槌，捶裂龙虾大鳌，淋入花雕酒些许，瞬即洒一薄层细面粉裹之，灶上坐大铁锅添足油，油热爆葱段、姜片，爆出香味后，将龙虾之大鳌掂进油锅内烹之，约过二三分钟，淋生抽些许，撒盐，翻炒三四回，泼花雕酒些许入其中，少焌水，改中火焖过十来分钟，即可端锅装盘。龙虾大鳌肉鲜嫩滑白，酒香味十足，颇妙。

鲍鱼鸡蛋油豆腐 🌼

取鸡蛋八九枚，以清水一一洗净，备用。坐锅添清水，搁花椒一小撮，八角些许，丁香一二枚，香叶一二片，青果一颗，辣椒二个拍扁，蒜一瓣拍扁，姜切片适量，桂皮少许，撒盐适量，将洗过的鸡蛋堕入其中，以武火煮沸，丢进去鲍鱼三四只，油出豆腐七八块，并将鸡蛋一一敲破皮，后改为文火一同慢炖，至鸡蛋熟后，关火，诸品于锅中焖一夜，后取食，味甚美。

花雕山药白肉蒸 🌼

子瞻为文尚可，若论及制馔则难见其聪明。他曾有言："无竹则俗，无肉则瘦；不俗不瘦，竹笋炒肉。"前半句倒也是事实，后半句说猪肉炒竹笋则大错！何也？猪肉性寒，竹笋也是寒物，二者并炒，是谓寒食，不宜多吃也。相较之下，袁枚论猪肉之吃法，虽说也不真好，然毕竟有一点靠谱，比如《随园食单》记有一样八宝肉圆，就是取"猪肉精、肥各半，斩成细酱，用松仁、香蕈、笋尖、荸荠、瓜、姜之类，斩成细酱，加纤粉和捏成团，放入盘中，加甜酒、秋油蒸之。入口松脆。家致华云：'肉圆宜切，不宜斩。'必别有所见"。其间有姜与甜酒，便是袁才子为食之精细处了。可是，汪曾祺不认可他，说他是仅以耳闻写菜单。其实，要我来说，他们三个都不算真会吃的，单就猪肉来讲，笔者有一道简易吃法，私以为倒是比前贤诸辈讲究一点健康。

花雕山药白肉蒸。将白肉切条子，以清沸水焯一下，去上沫，盛入细瓷碗中，撒精盐些许拌匀入笼屉内，以武火蒸。期间，取山药削皮切厚片，并切姜丝少许，葱花若干，待笼内白肉蒸八分熟，取出撇去碗中汁水，调匀花雕酒拼入山药片，复合笼文火蒸，一刻钟后关火，取菜出，将姜丝、葱花撒其上，淋几滴小磨香油，此菜成。吃此样菜，宜就吃蒸糯米饭一碗，喝一二盅白酒，甚妙。

九味啤酒煨肉蛋

夏日外热内寒，人又嗜冷饮食，脾胃极易受损，胃口差，多汗，当此时应进补气血也。笔者做得九味啤酒煨肉蛋，可当消夏闲食。其具体做法是，先取十来个鸡蛋，铁锅添水，将蛋没入水中，打火，以武火攻水沸，复煮蛋三分来钟，关火，蛋在锅内稍焖一忽儿，取出以清水激冷后，剥皮待用；取五花肉适量，切片，入沸水中焯一过，去上沫，复丢入锅内重煮八成熟时捞出，置一边待用；复取砂锅，倒水过半，以料包裹人参、茯苓、当归、川芎、桂皮皆少许，并大枣、生姜、葱蒜等九味入汤共肉蛋同煮去水过半，复倾入啤酒一听，精盐些许，以武火攻一沸，改文火慢煨至砂锅汤水殆尽，关火。料包丢弃，肉蛋搁盘，或趁热吃，独酌也好；或放凉后，邀友对酌几杯，也妙。

龙眼荔枝五花肉

夏日多食素淡，也得吃顿肉菜，取五花肉适量切片，以沸水焯一过，去上沫，丢入碗中，淋些许生抽，撒一点盐，撮进去点冰糖，倾些料酒，搅均匀了，在碗中腌一会儿。蒸锅坐灶开火，以武火攻水沸时，将腌好的五花肉置于一瓷盘中央，四边环放些剥皮的荔枝并龙眼肉，肉上置五枚洗净的肥大枣并切好的姜片若干，入锅合笼，一直使武火蒸五花肉烂熟即可。吃此菜，宜吃碗蒸糯米，若取花雕酒喝一二盅也可。

苹果葡萄煨鸡腿

只因昨儿做得荔枝龙眼五花肉，妻儿均没吃够，故今再做一道果子蒸肉来吃。择三只肥鸡腿，先以滚水焯一过，复入瓷碗内淋生抽、花雕酒并精盐、冰糖少些喂之。一小时后，开灶坐蒸锅，置鸡腿入盘并放枣姜一并移笼，以武火蒸之。一刻钟后，将苹果切块、葡萄适量环布鸡腿四围，复合笼以武火蒸一会儿，复改文火慢煨至肉烂，此品乃成。

桂圆鹌鹑蛋红烧肉

先择五花肉以沸水焯一过，去上沫，复切成方子，以花雕酒养些时，然后开灶坐铁锅浇油，油热时，佐葱、姜、蒜烹五花肉，待烹出肉油来，倾入老抽适量，翻炒几下，待跑出香味来，焌入冰糖水适量，复丢入桂皮、香叶、当归、青果，以武火攻一沸，掷入煮熟剥皮的鹌鹑蛋八九枚，改文火煨之。约莫半小时后，使大火收汁毕，将肉蛋一并取入细瓷盘中，布列剥皮龙眼肉九颗，复入笼屉内，驱武火蒸之顷时，此品乃成。吃此菜，宜就吃一小碗蒸米饭，喝一杯冰镇啤酒，夏日午餐就这样吃了，最好。

农家开胃小素菜

取豆腐过油炸至焦黄，切细条，与洗净的荆芥、剥皮切丁的洋葱、拍黄瓜一并以香醋、生抽、小磨香油拌了吃，最美。

香菇山药姜枣煨排骨 🌿

先将香菇泡上，山药削皮切段，复将排骨斩块入沸水之中焯一过，去上沫，以花雕酒喂之半小时毕，掺入生抽、精盐少许腌一会儿，开灶坐锅添清水，将腌好的排骨布于盘中，环列香菇与山药段，并于其上覆二三生姜片并五枚肥大枣，移入笼屉内蒸之。待笼中诸品烂熟，此菜即成。吃此菜，宜中午，宜就蒸饭吃，软香可口，若得饮一杯冰啤，更妙。

香桂鹌鹑蛋果肉煲 🌿

先将排骨入热水焯一下，去上沫，以花雕酒、生抽、精盐些许喂上；然后清水泡九枚香菇，将鹌鹑蛋煮熟剥皮，备用。开灶坐蒸锅，将排骨置于细瓷盘中，环置香菇并鹌鹑蛋，并剥几颗桂圆安放于排骨之上，覆几片姜片，入笼中，蒸排骨烂熟即可食之。吃香桂鹌鹑蛋果肉煲，宜配吃蒸饭一小碗，喝些许酒最妙。

红烧果子排骨

择排骨剁块，入热水之中焯一过，去上沫。取炒锅热油烹排骨，炝出油时，撮入葱、姜、蒜煸炒出香味，撒老抽些许，复翻炒几下，添清水若干，并丢几瓣山楂入内，以武火攻沸后，复以文火慢炖至锅内剩些许汤后，撒精盐适量，改武火收汁。然后，取一瓷盘，将烧好的排骨盛入盘内，环布金橙、猕猴桃、葡萄干些许，稍入热笼中蒸顷时，此品即成。

椰汁骨肉煲

事先将椰子剖开，倾出里边汁液，置一边备用。择排骨，剁小块，入热水中焯一过，去上沫，后以花雕酒浸一下，倒生抽若干，盐些许，复倾入椰汁，上覆姜片、大枣，入笼屉内蒸之。待排骨蒸熟，填入椰壳之中，此品即成。

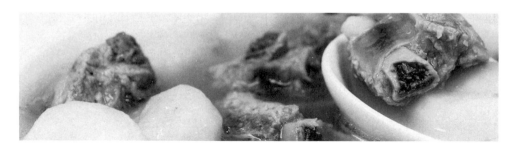

五味蒸碗 🌿

先将排骨剁块，入沸水之中焯一过，去上沫，以料酒、生抽、精盐渍些时，摆盘中，上覆姜、枣，入笼屉内蒸之。取红萝卜洗净切小丁，取马奶葡萄洗净备用。待笼中之品即将蒸熟之时，揭笼将上二味环布排骨之四面，复合笼，以武火蒸红萝卜熟透，此品乃成。

红酒龙眼滋玉蛋 🌿

煮二个荷包蛋，捞入一盘中，冷凉时，环布龙眼肉几颗，复倾入红酒，淹之少时，即可。此品为疗治女士痛经之药膳也。

豆腐皮排骨煲 🌿

先将排骨剁成长短一致的条块，入热水中焯一过，去上沫，捞出排骨，以花雕酒洗一过，复用清水洗去，撒些许盐与生抽腌些时，备用。取豆腐皮，划片，将腌好的排骨一条一条包裹好，置于盘中。然后，磕鸡蛋三枚，切些菠菜，并将菠菜碎入鸡蛋之中，搅均匀，环倾入豆腐皮排骨之周围，入笼屉内蒸熟之。

菠萝煨排骨

先将排骨剁块，入热水焯一过，去上沫，捞出，以花雕酒洗一过，备用。铁锅添油，武火烧热，丢入排骨烹之。待炝出排骨油时，撮入葱、姜炒香，淋入老抽，爆炒些时，焌水，以武火攻水沸，改文火炖排骨，约三十分钟后，揭盖撒盐，将菠萝段撮进去，并炒一下，复以武火收汁即可。

秘制茄酿

取一只茄子，洗净，一剖为二，分别剔出其中茄瓤。将茄瓤切丁，磕一只鸡蛋，撒些许盐，打匀，入热油中过一过，装入茄盅内，入笼屉内蒸一会儿，即可。起锅后，复以其上撒些洋葱碎，并醋黄瓜碎，即可。

白芷川芎红枣鱼头汤

取洗干净的鱼头沥水后，勾些许粉芡，过油，炸至黄焦捞出，备用。坐锅添水，丢切片的白芷与川芎适量并红大枣五枚，以武火攻水沸，放入炸焦的鱼头，撒些许精盐，旋改文火慢炖，约半小时许，此汤即成。

酸辣排骨

择排骨剁块，热水焯过，并以花雕酒洗一过，置一边备用。坐锅添油，待油热后，掷入排骨烹之些时，复放姜丝煸出香味后，倾生抽些许，翻炒数下，焌水，丢进山楂数枚，合锅盖，以武火攻水沸，将辣椒数个放入锅内，改文火慢炖，半小时后，撒盐，切酸黄瓜片入其中，复合盖，大火攻些时，收汤汁，此菜即成。吃酸辣排骨，就吃烙馍一卷，得劲儿！

白芷川芎枣煨蛋

先将鸡蛋六七枚煮熟，剥掉其皮，备用；复以铁锅添水，坐火上，掷入白芷片、川芎片适量并红枣五颗，以大火攻水沸，将剥皮的鸡蛋丢入锅中，改旋文火慢煨，约一小时，蛋即煨成。

山药白川蛋肉蒸

取鸡蛋五枚，清水煮熟，冷水激之，剥去皮，备用；然后取一碗半水入锅，并掷入白芷、川芎各适量，以武火攻沸后，复将煮熟之鸡蛋入其中，续以武火攻一会儿，后旋文火慢煨半小时，再改大火收汁毕，取出蛋黄备用。择山药斩段，削皮，备用；选排骨剁块，入热水焯一过，并以花雕洗一过，杂以生抽、精盐适量腌须臾，装入盘中，环布山药段，并白芷川芎煮蛋黄一并入笼屉蒸排骨肉熟，此品即成。山药补气，白芷去瘀，川芎活血，鸡蛋黄养心并排骨肉为有情之品大补气血，一品吃罢，即活血散瘀，又大补气血，实属药膳之良品也。

山楂冰糖白桃蒸

择一颗白桃洗三过，削去皮，备用。取一碗，将桃子置其中，复环搁入山楂、冰糖适量，并沏水半碗，一起移入笼屉中，使武火将桃子蒸熟，此品乃成。白桃、山楂消积润肠，冰糖去燥。此品宜长夏午后当闲品，宜凉处享用。

莲子山楂蜜枣陈皮骨肉煲

择上好排骨剁块，热水焯一过，花雕酒洗一过，复以生抽、精盐些许腌须臾，置入盘中，环布莲子、山楂、陈皮各适量并蜜枣五枚，上覆生姜片四片，并焌入水适量，入笼屉内，将骨肉蒸熟即可。

黑木耳香菇焖排骨

事先将黑木耳泡上，香菇也泡上。取排骨剁块，热水焯一过，花雕酒洗一过，热油佐姜片、葱段，烹之，待炒出油时，倾入些许老抽，续煸炒几下，焌汤，合锅盖，以武火攻一沸，改文火慢炖到排骨将熟，揭盖撒盐适量，并撮入泡好之香菇与黑木耳，旋大火翻炒收汁，此菜成。

紫花冰糖清蒸鱼

取一条鲫鱼，去鳞剖肚去内脏，清水淘净后，两面以精盐适量并些许花雕酒，喂之。剪下几串鲜紫藤花，捋下花瓣，清水淘洗三过，沥干水分，置一边备用。坐笼锅，添清水打火，将花雕酒并精盐喂好的鲫鱼装盘，上覆葱段、姜片少许，入笼锅内，使武火蒸之。一刻钟后，揭笼取盘出，将盘中汁液并鱼身上之姜片、葱段，倾出剔除，取紫花环布鲫鱼两侧，复入笼锅内，蒸顷时，关火，取鱼盘出。复切姜片、葱丝若干覆鱼上，并撮些许冰糖撒鱼身，坐铁锅烧油适量至油热时，爆浇鱼身上，只闻得"滋啦"一声，香气四溢，此菜即成。紫藤花拔阴液，升清阳；鲫鱼祛湿下水。二者一升一降，调畅阴阳。同时葱沟通阳气，生姜除痰湿，冰糖泻火。上五味同烹食之，正是长夏湿热天应食之美味也。

山药蜜枣骨肉煲

择一段排骨，剁块，热水汆一过，去上沫，使花雕酒喂些时，撒生抽并精盐拌均匀，复装入盘中。将山药削皮，切段，并陈皮、山楂环布其四围，捏五枚蜜枣覆其上，中心卧一姜片，入笼屉内，蒸熟之，此菜即成。蜜枣、山药补气，排骨肉为有情之品补精血，山楂消肉食，陈皮行气，补中有消，又防滋腻，可谓一道绝佳美食。

五元酒香卤蛋

取柴鸡蛋九枚，以清水煮熟，以冷水激之，备用。择铁锅添水坐灶打火，下入白芷、陈皮、当归、川芎、肉桂，和适量精盐并熬汤，待水沸时，将冷激过的鸡蛋，掷入其中，并一一敲碎其皮，旋以文火慢煨少时，改大火收汁，此品乃成。

姜枣酒蒸排骨

冬至天寒，宜补气血也。择排骨两根，剁段，以热水焯一过，复以白酒、精盐适量渍之些时，摞于盘中，上覆生姜四片、红枣八颗。姜生气也，枣生血也，分别取数四八，以类天有四极，地有八荒之意也。然后入笼，先以武火蒸水沸，再旋文火慢煨，至排骨烂熟即可。吃一小碗糯米蒸饭，以此菜佐之，后半时许，握花茶一杯慢呷甚妙。

雪梨枸杞蜜炙三文鱼

取三文鱼剁成三指厚的宽片，以白葡萄酒渍些时，摊些许蜂蜜于其表，入烤箱，烤少时，取出备用。择雪梨一颗，剥皮，切块，并枸杞子十余枚，以清水炖二刻钟，关火，待汤温时，环注三文鱼四围，此菜即成。

八桂卤豆腐 🌸

　　寒夜读书，累了，便做得一款八桂卤豆腐吃。先将豆腐切片，一一拿油煎金黄。取炒锅，添油，掷入八角、桂皮些许，熬油热时，将豆腐撮入，并炒，泼几许老抽、生抽，搁冰糖几粒，撒盐少许，籴汤适量，又武火攻沸，改文火慢炖，然后大火收汁，此品乃成。一边吃，一边饮些酒，一边感从心来，随口咏道：

> 夜寒浪子无从计，
>
> 一款闲食酒欲醺。
>
> 莫笑洒家好此口，
>
> 四方八味满乾坤。

红石榴煨香酥鸡 🌸

　　取一只柴鸡，以八角、桂皮、青叶、生姜、花椒，并老抽、生抽、些许花雕酒渍一晌，以锡纸裹了，入烤箱，烤酥熟。择一只红石榴剥皮去籽，将石榴籽，围香酥鸡四边，复入烤箱煨些时，取出，即可。

桂圆红烧肉 ✿

取上好的五花肉，切块，先以沸水焯一过，花雕酒渍些时，灶上坐锅，倾入油适量，搁八角、花椒、香叶、桂皮、生姜、葱段并烹之，待油热香味跑出来，掷入肉块翻炒几下，倒生抽、老抽适量，煎炒少时，捏冰糖、山楂入锅，焌小半锅水，先以武火攻水沸，后改文火慢炖，待锅中水去大部，余少量时，撒盐几许，翻炒数下，旋开大火收汁，并将肉块装盘，复剥几十颗桂圆环布四边，合盖焖顷时，此菜即成。

金眉龙眼 ✿

择龙眼十数枚，剥皮去核；取蛋黄两颗打碎，勾些芡；然后坐油锅，待油温五六成热时，以竹筷夹起一枚龙眼肉去蘸蛋芡，复入油锅稍煎，即可。蛋黄沾于龙眼肉四边，像金眉毛一般，故曰"金眉龙眼"也。

爆炒猪皮黑木耳

先将猪皮以水煮三过，剁片；又以清水泡发黑木耳，复坐锅添油，油热时，以姜、蒜烹猪皮，佐蚝油、冰糖与生抽并炒些时，撮入黑木耳，撒盐适量，爆炒少时，即可。

清蒸桂圆石蟹

先将石蟹以清水拿刷子净之，装入盘中，环堆几粒剥皮桂圆，一并置笼中蒸些时，此品乃成。

赤小豆蒸肥鸭

择肥鸭收拾干净，剁块，以花椒、八角、肉桂、香叶、青果五味并精盐渍之一个时辰许，装入盘心，以淘净赤小豆环绕，并移进笼屉，先以武火攻水沸，后改文火慢蒸，待鸭肉与赤小豆将熟时，复将大火攻些时，此品乃成。鸭肉性偏寒，然以上五味喂过，即可稍减其寒气，然存养五脏之营养，赤小豆祛胃中水气，二品相兼，利湿养阴，正可为寒冬滋阴之妙品也。

铁锅红焖小黄鱼 🌿

先将小黄鱼若干条，拾掇干净，以铁锅烧油至油热，两面煎小黄鱼皮焦捞出，备用。切葱段、姜片，复以热油爆炒，烹出香味来，掺入豆瓣酱些许，续炒几下，复将炸好的小黄鱼移置锅内，一次焌足够的清水，以武火攻水沸，复以文火盖锅盖焖之。约一刻钟后，揭锅盖撒盐些许，复旋大火收汁，此品乃成。

海鲜蘑菇豆腐乱炖锅 🌿

取蛏子、蛤蜊及青口贝若干，先以清水洗净之。复切姜片、葱段，后坐锅添油打火，待油烧热时，先爆姜片、葱段，跑出香味后，将诸味海鲜，撮入锅中烹之。然后，一次焌足够的清水，以大火攻水沸，将豆腐切块，蘑菇洗净剖四瓣，乱乱丢入锅内，改文火炖些时，撒少盐，并点几滴明油，此锅即成。

韭菜鸡蛋炒蛏蛤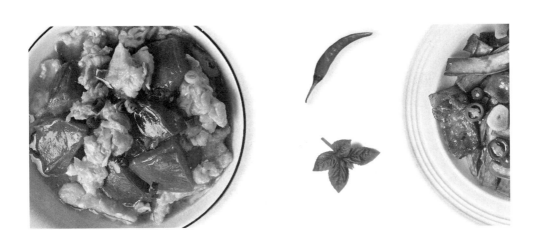

韭菜择净，切细碎，磕三枚鸡蛋进去，捏一点盐撒入，一并打匀，坐锅添油，待油热时，先煎鸡蛋韭菜，炒定型后，复爆炒蛏蛤，一并与韭菜、鸡蛋复炒些时，此菜便告完成。

草莓脆皮豆腐

先将豆腐以利刀切小块，外裹一层薄薄淀粉入油锅，两面炸黄脆，捞出备用。取适量草莓酱，并一二块冰糖，掺入几许盐，加清水调匀。坐锅，待锅热时，泼入调好的草莓汁，一次加水够，复丢入炸好的豆腐，以武火攻一沸，复改文火煨半小时，旋大火收汁即可。

蒜香蚝油鸡翅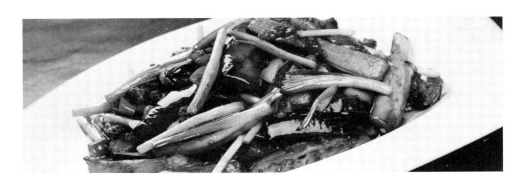

　　取七八枚鸡翅，以热水焯一过，备用。坐油锅，爆炒姜片、蒜片，蒜片要多，待跑出香味后，复将鸡翅投入，一并快炒几下，泼老抽些许，续翻炒几下，点入蚝油适量，盐几许，煲清水没鸡翅，以武火攻水沸，复改文火慢煨，半小时后，改大火收汁，装盘后撒一些葱花碎，复淋几滴小磨香油调色，此品乃成。

蒜香五花肉末茄子煲

　　择一根茄子以清水净过，滚刀切块，复以少许盐与白醋浸泡之。五花肉剁末，大蒜拍扁，备用。坐油锅，将茄丁稍炸一下，捞出控油，复爆炒肉末并大蒜，待出香味后，加蚝油并老抽若干，煲水，勾芡，一滚儿过后，将茄子撺入，大火攻一会儿，复收汁，此菜成。

八珍煨萝卜 🌿

　　将萝卜削皮，净水，切丁，以热火焯一过，切姜丝、葱丝覆其上，并撮些冰糖和盐入其间，然后取花椒、八角、白芷、川芎，以油烹热，将热油泼其上，此菜成。

清蒸金鲳鱼 🌿

　　新购一条鲜嫩金鲳鱼，先以利刃剖之，净其腹，剪其尾，划其背，心生怜悯，口欲竟不止，世人混账至此也！一边痛骂，一边取细盐腌之。一刻钟后，复切葱、姜，覆鱼身上，入笼蒸之。待鱼熟，去姜、葱；又新切姜丝、葱丝，重撒鱼背上，复坐锅，烹花椒热油，"滋啦"一声，泼鱼上，香味即出，此菜乃成。

西兰花豆腐牛肉煲 🌿

　　先将牛肉以热水焯一过，掺葱、姜剁碎，复将老豆腐切大小一致小方块，以小刀挖去中心制成囊，并将去掉的豆腐与牛肉泼上老抽，撒上盐，打成馅子，然后装入豆腐囊中。坐油锅，打火，待油温六成热时，炸牛肉豆腐酿致金黄时捞出。择西兰花，洗净，以热水焯一过，撕瓣。将豆腐酿置盘子中央，四面堆以西兰花，撒些许盐，点几滴料酒，移入笼中蒸熟即可。

菠菜炒鸡蛋镶油肠

先将菠菜洗净，切碎，盛碗，磕进去两枚鸡蛋，加些许盐，打成糊状。然后坐油锅，打火，油八成热时，炒熟鸡蛋菠菜，置入盘中；复坐蒸锅，蒸熟油肠，并切顶针大小，环布于菠菜鸡蛋四周。此菜就手工馒头吃，甚好。

红烧茄子

择茄子二根，清水洗过，去头尾，滚刀切段，以白醋并盐少许掺入清水浸泡些时。切姜片、葱段并拍蒜几瓣备用。坐锅添油打火，油烧八成热，爆炒葱、姜、蒜，跑出香味时，将茄子倾入烹之，复搁西红柿酱适量，翻炒至茄子熟。

白菜豆腐丝炒大虾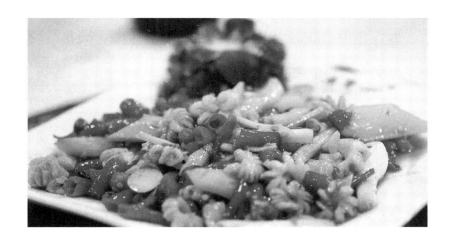

白菜洗净控干，豆腐皮切丝，大虾挑去虾线，分置一边备用。切姜片、葱段，打火坐锅添油，油烧热时，先烹姜、葱，爆炒大虾，待大虾两面焦黄时，倾入白菜并炒些时，搁少许生抽，撮入豆腐丝并炒，撒盐，翻炒几下，此菜即成。

爆炒四样

四样者，五花肉、油豆腐、蘑菇并虾仁。上四味，先爆炒五花肉，然后撮入豆腐并炒几下，点少许老抽、生抽，翻炒数下，搁入大虾仁并炒，后丢入蘑菇，撒盐，炒熟，此菜成。

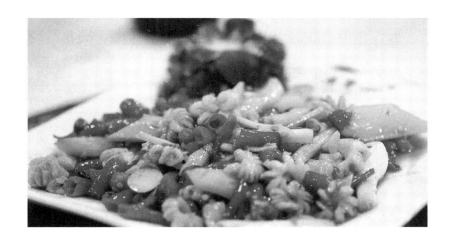

青口贝山药炖排骨 🪷

　　择排骨剁块，以热水焯一过，去上沫，置一边备用；将购回来的青口贝，以清水浸过，白酒渍之，再洗净，置一边备用。切姜片、葱段，坐锅添油，大火烹姜、葱出香味后，爆炒排骨。淋老抽、生抽各少许，加山楂，一次煨水足够，以武火攻一沸，改小火慢炖。择山药，洗过，削皮，切段，等排骨炖过三滚，复将青口贝并山药丢入，并大红枣五枚，续以文火慢炖，十五分钟后，揭锅撒盐适量，复炖少时，此汤即成。本菜汤鲜味美，配蒸米饭吃，甚妙。

麦冬白芷清蒸童子鸡 🪷

　　新购回一只童子鸡，净过后，以细盐涂抹周遍，将姜片、葱段塞入鸡内，置入盘中，环以白芷、麦冬、大枣、生姜，倾花雕酒些许，入笼内，以文火蒸一个来小时即成。

粽香粉蒸排骨 🪷

　　择一截排骨剁块，入热水中焯一过，去上沫，复入一容器内，杂以姜片、葱段、老抽适量，花雕些许，并掺入细盐慢喂之。取来半小碗糯米，拌入桂皮三两片，青果一枚，花椒几粒，八角几颗，香叶一枚并丁香一二瓣，倾入炒锅内，炒米色发酥黄，取出，捡去诸香料，放凉后，装入搅拌机内粗打一过，不可过细，带些颗粒便好。待排骨入味时，取米粉裹之。盘中垫上苇叶，复将裹上米粉之排骨，一块一块摞于盘中，入笼锅内，先以大火蒸之，复旋文火慢蒸一个多小时，此品乃成。此菜宜与老妻坐在昏黄灯下吃，一边吃，一边呷上一口花雕酒，说些陈年旧事，甚妙。

米粉肉末豆腐煲

取嫩豆腐，从中剖两瓣，择其中一瓣置盘中。磕三枚鸡蛋入碗，掺适量清水与细盐，将鸡蛋打匀，旋即泼于豆腐之上，入笼屉内，蒸之。这边，将适量五花肉并姜、葱剁碎，淋老抽、生抽、盐与些许料酒拌好，腌上。约略十五分钟后，豆腐蒸好，揭笼取出。重坐炒锅添油，待油热时间，将米粉杂入肉末，二者搅匀，锅内油已热，爆烹之，须臾焌水，合盖焖炒至肉熟，泼于豆腐上，此菜即成。豆腐滑嫩，米粉肉末软香有嚼头，与家人分执勺子，一点点挖到跟前吃着。五月阳光撒进来，扬眼看见窗外茉莉花开，仍有岁月静好之感。

香酥糯粉煨虾仁

取鲜虾八九只，挑虾线，剥其皮，掐头尾，清水净一过，腰身划几刀，置盘中，以姜丝、葱片、少许细盐喂之，备用。取糯米，先入搅拌机中稍打一会儿，成粉状，杂以桂皮、草果、八角、花椒、丁香、川芎、白芷入炒锅内慢炒，至将糯米粉炒至香酥焦黄，趁极热时，倾入盛虾盘中，并将虾仁埋其中，调以些许青茶，以一只细瓷碗扣之，放笼屉内大火蒸一刻钟后，捡去内中诸香料，此品即成。香酥糯粉煨虾仁，可当饭吃，饭后呷一杯铁观音，忽听得窗外一二声鸟鸣，便不复有羁客之愁。

龙井茶糯米香蒸排骨

煮清水，泡龙井茶，备用。择二节排骨，剁块儿，入热水焯一过，去上沫，掷入碗内，杂以姜片、葱段、老抽、盐并些许花雕酒，浸渍入味。将入味之排骨，复以些许龙井茶拌炒香之糯米粉一块一块裹了，摞入细瓷盘中，移入笼屉，大火蒸水沸，改文火慢蒸，揭锅之时，择几许泡好的茶叶覆其上，合笼复蒸些时，此品乃成。吃此菜，喝花雕酒，又得浮生一段俗乐。

蜜炙萝卜排骨 ✿

择排骨适量，剁块，以热水焯一过，去上沫，入瓷碗中，花雕酒浸些时，然后以姜片、葱段、细盐并老抽少许，生抽些许并喂之。约略半小时后，大白萝卜洗净，削皮，切段，然后码入盘，当垫底，复将入味的排骨一块块擦在萝卜之上，上覆枣子五枚，入笼屉蒸之。待排骨蒸得熟烂，揭笼出锅，以龙眼蜜些许淋其上，上扣盖，以蜂蜜浸渍该品顷时，即可布桌开吃。肉香脱骨，萝卜蜜甜，补精润肺，调和营卫，食之大妙！

金蒜青口贝 ✿

拍大蒜，切细碎，炒锅内倒宽油，油温三四成热时，煸炒蒜碎至金黄，连油带蒜倾入细瓷碗内。复切些许生姜末、葱末，并生抽、细盐一并入碗中拌匀，制成金蒜蓉。取嫩白菜叶子适量，按入沸水之中，焯一过，均匀摊入盘中垫底。青口贝净过，一瓣一瓣码入白菜之上，呈现花瓣样式，然后将调好的蒜蓉以勺子调入青口贝瓣内，上笼屉大火蒸五分钟，此菜即成。青口贝鲜嫩香美，且与蒜蓉兼味，吃着十分美妙。

农家蒜菜 🌿

五月天热，正是吃蒜菜的好时候。先择红萝卜洗净，擦丝，热水焯一过，置入盘中，备用；点火坐锅添水，焯粉条软熟捞出，切小段，并绿豆芽热水焯一过，一起掺入红萝卜丝中。拍大瓣蒜，切蒜碎，覆于其上。复坐油锅，烹花椒八角油，捡出花椒、八角，趁热将油泼于蒜蓉上，撒盐，倒生抽些许，一起拌了，此菜成。吃蒜菜，就油馍，喝绿豆汤，此乃绝配也。

黑芝麻糖炒花生仁 🌿

先将黑芝麻炒香，复将花生仁炸酥，二者拌了，置入碟中备用。然后，热锅添水熬糖稀，待水分熬去时，趁热将糖稀倾于上二品之内，快速炒匀，放凉即可食用。此午后闲食，读书时摸着吃一颗二颗的，甚好。

红茶水晶虾蜜盏 🌿

择大虾二三枚，挑虾线，剥虾皮，去头尾，切成大虾丁，以冰糖、细盐浸之些时，裹薄薄一层蛋清粉芡，入七八成热的油锅内滑一下，即捞出，控去油汁，以蜜渍之。然后煮水有"蟹眼"时，沏红茶，放温，备用。取一只香瓜，洗净，削皮，剖两瓣，剔籽瓤，制成盏。复将蜜渍虾丁入盏内，旋即倾入红茶，移入冰箱稍冰镇一会儿，即可食用。

爆炒韭菜文蛤 🌿

先将文蛤洗净，以花雕酒喂之。然后，择韭菜，先洗净，再切段，推一边备用。坐锅打火，锅热时倒油，先以葱段、姜片烹香，迅速撮入文蛤爆炒几下，淋老抽、生抽些许，并撒盐适量，翻炒些时，捧入韭菜段，翻炒数下，此品乃成。

金银花蛤蒸鳕鱼 🌿

择鳕鱼，净过，背上划三五刀，备用；取花蛤若干，净过，备用。打火坐蒸锅，以大火攻水沸。期间，以绿豆芽、油炸豆腐块，垫于瓷盘之底，上覆鳕鱼，环以花蛤簇拥，倾蚝油几许，撒生抽两勺，搁冰糖两三块，端入笼屉大火蒸之。趁闲，可切韭菜细碎些许，姜末一点，约一刻钟后，关火揭笼端出，将韭菜、生姜碎均匀撒其上，此品乃成。鳕鱼肉嫩，蛤肉有嚼头，豆腐、豆芽均得鱼蛤鲜味浸透，味道别致，更妙在汤，高致不凡。若拌小碗蒸糯米饭吃了，呷两口花雕酒，小日子如此过，甚可足矣！

蜜橙什锦

选一只品相甚好之甜橙，清水洗过，取利刃从中一切两瓣，剔去其内瓤，并将橙内一层白皮揭掉后，丢入沸水中煮一回，以冰水镇凉。择葡萄二三枚，清水洗过，置入橙子囊中；复择雪梨一枚，清水洗过，削其皮，切丁，撮其梨丁三五个入囊中。坐锅，添些水，撒糖熬糖稀，趁热将熬好之糖稀倾入橙子囊中，将葡萄、雪梨丁"冰住"，此品即成。

蘑菇豆腐蒸鳕鱼

择蘑菇适量，清水净过，垫于盘底。择鳕鱼净过，背上划几刀，覆于蘑菇上；并切豆腐四五块环以鱼四边，上浇蚝油几许，并撒盐些许，入笼屉内，大火蒸之。约十分钟，关火揭盖取笼，上撒韭菜碎些许，点明油，此品即成。

枝豆红焖排骨 🌿

将枝豆适量以清水洗三过，剥其皮，将豆置入碗内备用。择排骨二根，剁块，入沸水中焯一过，去上沫，然后坐锅添油，葱、姜烹香，爆炒排骨，淋老抽、生抽各适量，焌水，搁山楂、冰糖，以武火攻一沸，改文火慢煨排骨。约半小时后，揭盖撒盐，撮入枝豆，改大火焖些时，并收汁，此菜方成。

蒜蓉啤酒煨青口贝 🌿

先将青口贝以清水净过，以半瓶啤酒浸之。拍蒜几瓣，切蒜碎；剥些洋葱，切碎；捏点姜净过，也切碎。打火坐锅，倒宽油，油五成热时，上三品撮入油锅，煸香，然后将青口贝捧入锅内翻炒几下，倒些蚝油，一点生抽，并炒后，倾入一听啤酒，合盖，改中火慢煨，至将锅内啤酒煨之将尽，可剩些汁，不必收尽，此品乃成。吃蒜蓉啤酒煨青口贝，可配蒸枣子冰糖米饭，米饭香甜，青口贝鲜嫩，若将青口贝啤酒汁拌了蒸饭吃，倒还真是不错。同时，此菜中姜、枣，调补营卫（脾胃）；青口贝及酒，重在补阴，阳中求阴之法；大蒜、洋葱败毒，沟通阳气，平抑肝气。因此正适合初夏疫情期间吃。

蒜香胡萝卜炒花枝 🌿

先将胡萝卜洗净，切片，置一边备用；复将花枝净过，切片，置碗中以冰水镇之。然后，切蒜碎，洋葱碎并葱丝、姜丝些许，打火坐锅添油，待油温起来，先烹香洋葱，后撮入蒜碎、葱丝、姜丝，一并炒香，取花枝沥去水分倾入炒锅，"滋啦"一声，连翻几下，倒蚝油些许，生抽一些，白糖几许，盐适量，续炒一会儿，倒入胡萝卜片，再翻炒些时，一次煸温开水足够，以大火攻汤沸，勾芡些许，改中火煨之。约一刻钟后，改大火收汁，关火装盘，复于其上撒些韭菜花，淋几滴明油，则可布桌吃去。花枝软中带脆有嚼头，胡萝卜甜香可口，可配吃蒸得暄腾腾的大白馒头一只，呷半杯红酒，甚是妙哉。

韭菜鳕鱼蒸蛋 🌿

先择三四枚鸡蛋煮熟，切两瓣，置一边备用，然后拣来适量韭菜，以清水净过，切细碎，垫于盘底，再取鳕鱼净过，背上划几刀，覆于韭菜之上，撒些许盐，淋几点蚝油，入汤沸的笼锅内蒸之。约五分钟后，揭盖并将煮好的鸡蛋（一定不要剥皮）环置鳕鱼四围，鸡蛋上点些生抽并细盐，复合笼低火蒸二三分钟，关火端盘，上撒些许葱花，并淋几滴明油，此品乃成。鳕鱼肉鲜嫩，鸡蛋黄砂香，韭菜软美，可口又下饭。同时，鳕鱼性寒滋阴，韭菜壮阳，鸡子黄又定心神，正适合初夏疫情烦躁时吃。

凤梨虾仁

取凤梨剥皮，剔眼，切块，洗一过，切小块，捏入盐水中浸泡之。然后择大虾十几只，挑去虾线，掐掉头尾，剥皮切段，清水净过后，掷入盘中，淋些许花雕酒去腥，磕一枚鸡蛋只取蛋黄滴入虾仁中，并掺些许芡粉，搁盐，淋少许生抽，一并抓匀了，入油锅内稍炸，只需将虾仁炸得变色即可，捞出，锅内留几许底油，复将虾仁撮锅内，翻炒数下，将凤梨捞出复以清水洗一回，迅速捧入锅内，与虾仁并炒顷时，即可出锅。凤梨甜脆，虾仁外皮有嚼头，里肉又嫩，十分爽口。吃此菜，可配一小碗蒸米饭。饭后半小时许，慢啜一杯铁观音蜂蜜茶，可消食，又和胃，甚妙。

菠萝山楂烧排骨

择排骨适量，剁块，以沸水焯一过，去上沫，备用；然后切姜片、葱段，备用。坐炒锅添油，油热时烹排骨，旋即撮入姜片、葱段炒香，洒老抽、生抽，翻炒排骨浸油时，扔几粒山楂，一次煅水够，先以武火攻水沸，改文火慢炖排骨。趁此闲时，拾掇菠萝，削皮，剔眼，切大块，浸盐水之中，等焖排骨的汤减去大半后，揭盖撒盐，并捧入菠萝块，开大火煨之，直至收汁，此品乃成。排骨经山楂慢焖，早已脱骨肉烂；又经菠萝酸甜收敛，肉熟透而不松散，口感极好。菠萝甜酸，骨肉香浓，既解馋又爽口，若配吃一小碗蒸米饭，当然很好。

铁板烤鸡翅

先将鸡翅拾掇干净，入盆中，倒些许花雕料酒，一些生抽，撒些盐，一半抓匀了，合上盖子，慢浸之。约略三刻钟后，铁板表面淋油抹平，然后将鸡翅码在铁板上，入电炉子内烤之。直到鸡翅外表金黄带焦皮，即可。吃铁板烤鸡翅，喝玉米渣子冰糖粥，绝配。诸君不妨得闲做来尝尝。

茼蒿炒肉片

择茼蒿洗过，将叶子摘下，复将菜梗切段，备用。取适量羔羊肉，切薄片，备用。拍蒜瓣，切葱花，然后坐锅添油打火，油烧热时，烹香蒜、葱，爆炒羊肉片，将肉片炒至九分熟时，搁入茼蒿梗段，并炒几下，可以淋些蚝油，再炒几下，撒盐，此菜成。茼蒿性偏寒凉，羊肉性热，二者并炒，美味又中和其性，就着馒头吃，甚好。

茼蒿叶炒鸡子黄

先将茼蒿叶子以沸水汆一过，控干水分备用。磕鸡蛋五六枚，取其黄，捏些许盐撒入，搅匀，宽油煎鸡子黄将熟时，掺入茼蒿叶子并炒熟即可。茼蒿叶清热除烦，鸡子黄安心神，正适宜夏日吃。

韭菜香蒸小黄鱼

先取小黄鱼剖肚，剪鳍，一一以清水洗过，装入碗内，以蚝油、料酒些许腌之半小时许。然后，一一择出，码入盘内，上覆些许韭菜叶子，移入沸水的笼锅内，蒸十分钟许，端锅将盘子取出，倒尽盘内汁液，并挑去鱼上之菜叶，复切韭菜碎适量，撒于其上。然后，坐锅熬油，待油熬热时，泼于菜上，此品乃成。

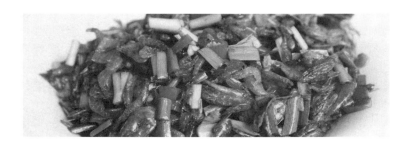

西瓜翠衣烧虾仁 🌿

择大虾，剥皮，挑虾线，掐头尾，切成丁。切葱、姜、蒜一些，备用。西瓜翠衣切丁。坐锅添油，油温起来，先烹香葱、姜、蒜，复下入虾仁炒之，然后搁入西瓜翠衣，撒些许盐，翻炒几下，此菜即成。

黑木耳鸡蛋炒香肠 🌿

事先以清水发泡黑木耳适量。坐锅添油，待油热时，先磕三枚鸡蛋，撒些许盐，搅匀后入锅内炒，然后拨一边，控出热油炒香肠，二者并炒一会儿，再搁入黑木耳，加些许生抽和醋并炒菜熟，此品即成。

韭菜黄豆芽炖鳕鱼 🌿

先将黄豆芽以清水净一过，将鳕鱼片切段。先爆炒黄豆芽，然后点些许水，复将鳕鱼覆其上，合盖炖十分钟，关火，切韭菜碎些许撒其上，点几滴明油，此菜成。

荔枝葡萄煨排骨 🍂

择排骨剁块，沸水焯一过，去上沫，然后丢入瓷碗中，倾花雕酒、生抽并盐些许，渍之约半个时辰，移入笼屉内蒸之。待排骨蒸熟时，取适量荔枝、葡萄以清水洗三过，揭笼布入排骨四围，复合笼稍蒸些时，此品即成。本品酸甜可口，香而不腻，实在不错。

蒜爆茼蒿 🍂

先拍蒜瓣，切成蒜碎，备用。复将茼蒿叶梗分离，以清水洗三过，坐油锅，先煸香蒜碎，然后爆炒茼蒿梗，翻炒一会儿后，续爆炒茼蒿叶子，出锅前淋些蚝油，撒适量盐，再翻炒数下，此菜即成。茼蒿性凉，清热利湿，大蒜解毒，正适合疫情期间吃。若胃虚寒些的，尽量忌用此菜。吃此菜可卷烙馍吃，配粥喝，粥内若掺入蜂蜜更妙。茼蒿清热利湿，蜂蜜又补中和胃，久坐之人尤其适合食用。

酸菜豆角

先将豆角以清水净过，切小段儿；切葱、姜、蒜；并切些酸菜，备用。然后坐锅添油打火，锅内撒些许盐，先干煸一下豆角，然后加油，待油热时，烹香葱、姜、蒜，混入豆角内，翻炒豆角数下，撮入酸菜，淋些生抽，糖、盐一起混炒，将熟时，点明油数滴，此菜即成。酸味平肝，豆角健脾化湿，正适合夏日湿热天吃。

西红柿酱焖大虾

先挑去虾线，剪去虾须，以水净过，取花雕酒浸之些时，然后切姜片、葱段，坐锅添油，油热时先烹大虾，后入葱段、姜片，合而并炒几下，撒些生抽、老抽，再于锅内炒几下，倒入西红柿酱焖之即可。

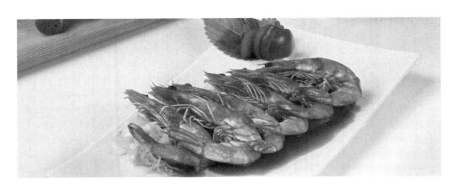

锅包虾

先将虾掐头去尾剥皮，挑去虾线，并切丁，入碗中，和之以糯米粉，入宽油锅中先炸顷时，捞出；待油再加热时，复倾入虾仁复炸至金脆捞出。大火爆炒姜丝、葱丝，跑出香味后，将金脆虾仁入锅并炒，撒些许盐、西红柿酱，勾一些芡，翻炒数下，即可装盘开吃。

玉米胡萝卜炒鸡丁

玉米剥成粒，胡萝卜切成丁，备用。然后，坐锅添水，这边剁鸡丁，待锅内水滚时，撮入鸡丁焯一过，去上沫。复坐油锅，爆炒鸡丁，搁生抽后，将玉米粒、胡萝卜丁撮入锅内，一并续炒些时，撒些盐，此菜即成。

苦瓜爆炒冰淬五花肉

择一根苦瓜，水洗后，竖向从中剖开，去其内瓤，再冲洗一下，将瓜肉切片，备用。然后，取适量五花肉切片，复以滚水焯一过，旋即入冰中淬些时（这道工序是要将五花肉炒时不太油，坏了苦瓜的清气；同时，冰淬过的五花肉爆炒多久，也不会变糯，一直有与苦瓜相配的脆性）。开火坐油锅，先煸香姜、蒜，复撮入五花肉片，大火烹之些时，撒些生抽、老抽，续炒倾时，将苦瓜捧入并炒，少少倒些水，再炒一会儿，此菜成。苦瓜性寒凉，五花肉也性寒，加入生姜、大蒜并炒，可消减其寒性，为夏日佳肴，然若脾胃虚寒者不宜过多食用也。

茼蒿酱汁芒果煨虾仁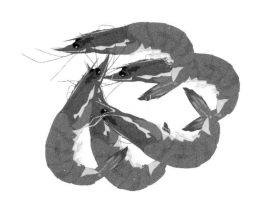

先将虾仁净过后，以生抽、料酒腌上。然后将茼蒿切碎打成汁，芒果剥皮切丁，备用。磕一枚鸡蛋，取其蛋黄入虾仁中，并搁些许芡粉，抓匀，坐油锅，待油温时，炸虾仁至金色，捞出控油，置入盘中。复将茼蒿汁倾入油锅内烹炸，勾少许芡粉，撒一些蚝油，待茼蒿酱熬好，泼于炸好的虾仁之上，并以芒果丁环围之，此菜即成。

金蒜辣子拌皮蛋花生碎 🌿

择一瓣蒜，剥皮，切碎，锅内倒宽油，五成热时，搁入蒜碎，撒些许盐并一点老抽，制作金蒜。然后油炸花生米至焦酥，复将花生米碾成颗粒状。剥皮蛋两枚，每枚切四瓣，共八瓣，置于盘中。将花生碎环以四围，复切青椒些许、姜丝一些，撒于其上，然后将金蒜油泼其上，此样小菜便成。

五花翠衣焖大虾 🌿

先将大虾挑去虾线，洗净；西瓜翠衣切块；五花肉切片，以沸水焯一过，备用。并切大蒜、姜片、葱花，备用。坐锅添油，油温起，倾入大虾干煸，跑出香味后，冲汤半锅，制成大虾汤，倒入一容器内备用。然后复坐锅，稍添油，煎五花肉，五花肉出油后，掷入姜片、大蒜并葱花爆炒一下，淋入老抽、生抽，翻炒些时，焌入先前制好的虾汤，撒盐适量并将西瓜翠衣撮入，以武火攻汤沸，旋改为文火慢炖三刻钟许，揭锅，撒些葱花，点几滴明油，此菜即成。

南瓜三文鱼小笼蒸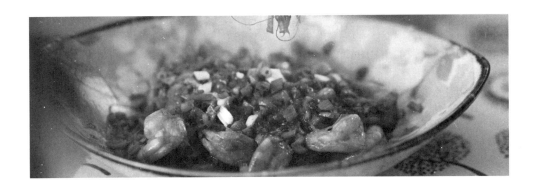

　　择三文鱼净过切块，以黑胡椒少许、生抽几许、花雕酒些许渍之。取南瓜剔去瓤籽，清水洗三过，切丁，并一一码进盘中，复将渍好的三文鱼块覆其上，捏六枚大枣于其中，间以生姜三片布其隙，撮几粒枸杞子点其上，后环撒均匀盐适量，入通草笼中，旋大火蒸之约二刻钟，此品乃成。

铁板苇叶烤龙利鱼

　　取一条龙利鱼，拾掇净后，复丢入容器内，以一点酒并生抽浸之。然后，开烤箱，端铁板，上覆苇叶，将鱼置其上，移入烤箱内，烤熟即可。

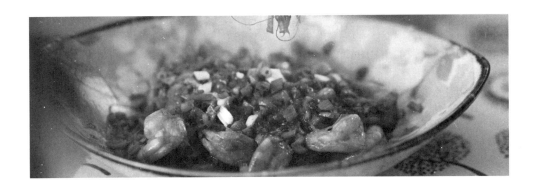

鲍鱼汁炝明虾 🌿

取鲍鱼四五枚，以清水洗三过，备用。择明虾适量，剪去虾脑，挑去虾线，备用。坐炒锅，开大火，不添油，先煎鲍鱼肝，将鲍鱼肝炒香，取了，打碎。然后，锅中添油，炒香蒜、姜，搁入鲍鱼壳并炒数下，点一些蚝油，撒盐少许，将明虾丢入，焌一点水，以武火炝虾熟时，倾入鲍鱼肝，点些明油即可。

鲍鱼煨蛋 🌿

先煮鸡蛋三四枚，蛋熟，以冷水激之。将拾掇干净的鲍鱼，先入笼屉内蒸七八分许，取出，肉壳分离后，各置一边备用。坐油锅，点火烧油温时，先掷鲍鱼壳炒一过，并搁姜、蒜、葱并炒一下，点蚝油几许，撒盐适量，一次焌水够，鸡蛋剥壳，丢入其中，先以武火攻三沸，复改文火慢煨之。三十分钟后，将鲍鱼肉切丝撮入锅中，复改武火收汁。汁将尽时，此菜成。

苦瓜虾仁

先将苦瓜洗净，以利刀一剖两瓣，剔去其籽瓤，一定要将内层的白膜除净，复切成细段，以盐腌上。以虾仁适量，拾掇干净，备用。坐油锅，待油温起来，搁姜片炒香，然后撮入苦瓜翻炒，撒适量盐并一点点老抽，续炒时，掷入虾仁并炒，待熟时洒明油起色，此菜即成。苦瓜、虾仁俱为性寒，搁生姜中和其寒性，苦瓜其苦质仍在，可降心火，虾仁补阴精，适合夏天吃。

龙眼山楂粉蒸肉

抓一把米，丢入炒锅之中，掺香叶一枚、肉桂几许、花椒十几粒、八角三瓣、盐适量，一并炒酥，然后倾入搅拌机内打成颗粒状，制成米粉。然后，将排骨剁块，以沸水焯一过，去上沫，丢入米粉之中滚一滚，粘满米粉入碗中，上搁龙眼肉五枚、山楂几许、大枣一颗，移入笼中，蒸熟即可。

酒蒸鲍鱼

鲜活鲍鱼放清水中养，半小时换一次水，养过三次清水后，复以清水冲洗去鲍鱼边沿之渍垢，趁鲍鱼还活时，泼高度白酒醉杀之，复酒泡三十分钟许，脱壳，去杂物，净壳与鲍鱼肉，复以酒洗之。打灶坐蒸锅，待水滚时，将鲍鱼肉复入壳中一并移入笼中蒸之。五六分钟许，端蒸锅取蒸笼。复坐上油锅，俟油热时，爆香姜丝、蒜蓉，同时撒盐少许，旋即泼浇鲍鱼上，又布葱花些许于其上，此菜即成。

糖醋山药虾仁

将虾仁挑去虾线，去头，剥皮，切顶针段，备用；取山药削皮，切段，以沸水焯一过；并取红萝卜削皮，切段，复以沸水焯一过，各置一边备用。切姜片、葱段各些许，热锅凉油炒香葱段、姜片，撮入虾仁翻炒几下，倾醋并冰糖，点少量清水，待冰糖化了，将山药与红萝卜一并入锅内炒，捏少许盐进去，待锅内水炒尽时出锅，将葱段、姜片捡出，淋少量麻油，此菜即成。山药补气，红萝卜补血，冰糖利肺和胃，醋味酸入肝，虾仁为血肉有情之品补精填髓。此菜甜酸爽口，养气血，补精髓，真可谓冬日滋补之佳肴也。

滋补香糯排骨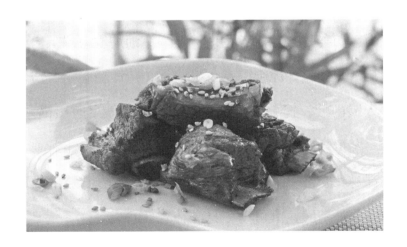

择排骨适量，剁块，丢入冷水以武火焯一过，去上沫。取一些糯米，些许白芷、花椒、八角，一二枚香叶，几许肉桂，一些盐，一并入炒锅内以文火炒焦，倾入打碎机中稍打一下，成颗粒状，制成糯米粉。将排骨在糯米粉中滚一下，码入盘中，上覆些龙眼肉、枸杞子，入笼屉内以武火蒸水滚，复改为文火慢蒸三刻钟，此菜成。龙眼肉补气血，枸杞子补肝肾，香糯排骨补阳气、填精髓，可谓很好的一道滋补家常菜。

辑三

靓汤

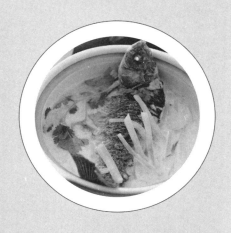

香辣鲫鱼汤 🌿

春雨天，宜吃碗香辣鲫鱼汤。

附近超市有上好的鲫鱼卖，打伞去购回来两条，取其中一条收拾停当毕，花刀斑驳其身，以姜片、精盐喂之，约略一个小时，打火坐锅添油，待油热时下鱼煎之。鱼煎至两面黄焦时，将鱼拨一边，空出余油，撮入姜丝、葱片、蒜瓣，并辣椒爆炒一番，洒老抽、陈醋适量，与鱼翻炒三四回，一次焌水足够，合锅盖炖水沸，揭盖捧入早已切好的白萝卜丁，撒适量盐，复合锅盖改文火慢煲。估摸半小时后，汤成。汤上可撒些香菜、葱花，并淋几滴小磨香油提味，当然也可免去，味道俱佳。吃此汤，宜就烙馍，宜坐窗下慢吃。若此时下雨，或紧或缓，均作玉石之声。一个人边吃，边听雨，可谓俗世一大受享也。

杂菜牛肉汤 🌿

夏日从外头回来，宜做碗杂菜牛肉汤来吃。

取牛肉，利刀切方丁，大小如一，置入锅中，倾清水大火烧至一沸，去上沫，改文火慢炖一个小时。趁此暇可房门半开，静赏廊下紫藤，随口吟出白居易的诗句："惆怅春归留不得，紫藤花下渐黄昏。"然后，复入厨房，削土豆，剥洋葱，择芹菜，并将土豆切丁，洋葱切条，芹菜切段，置一边备用。见锅内牛肉煮得烂熟时，关此火；另起一灶头，坐锅以黄油热煸洋葱条，香味散弥时，一并撮入土豆丁、芹菜段，合烹一处，然后将另锅之中的牛肉并汤一同倒入此锅，丢入去皮番茄四五个，倒入西红柿酱足量，转武火攻一沸，勾少许芡，搅匀后，复改文火慢煨，至汤中诸品熟透，撒胡椒粉、十三香粉各少许，放适量盐，起锅汤成。喝着汤，吃着饼，早已忘掉此身为羁客。

西瓜翠衣芦笋鲤鱼汤 🌿

小时候，每到夏月吃西瓜，祖母常将西瓜瓤掏出来给我们吃，西瓜翠衣便切块了做成西瓜豆酱，能吃到来年春上。吃不到西瓜豆酱已好多年，今年入夏以来，每每吃西瓜，见西瓜皮全扔掉，心里觉着有点可惜，忽然想到冰箱里还有一些芦笋和两条鲤鱼，何不趁夏日长闲，做一道西瓜翠衣芦笋鲤鱼汤来吃呢。

先取鲤鱼拾掇净后，洒上几点白酒，稍浸染一会儿，然后拿厨纸揩干了，置一边备用。后取半只西瓜，掏去瓜瓤，打一杯西瓜汁，放一边，一边做饭，一边喝，并将西瓜翠衣洗净，切块；芦笋洗了，清水浸泡下去。然后，坐平底煎锅添油打火，待油温起来后，托鱼坠其中，两面煎至酥黄，出煎鱼入盘，备用。另开灶火，坐炒锅，少添油，烹葱、姜、蒜，跑出香味后，丢煎鱼于其中，稍煨一会儿，焌大水，丢入肥枣二三枚（各碎八片），西瓜翠衣块并芦笋段，武火攻一沸，改文火慢炖，约过半个小时后，开锅加盐，复改武火敛一下汁，即可关火，此汤乃成。吃西瓜翠衣芦笋鲤鱼汤，宜喝红酒加冰，且宜吃全麦面包。一个人坐窗下，慢慢享用，窗外花影重叠，卧室之内小女睡得正酣，于此间，夫复何求！

莲藕鲤鱼汤

天气乍冷，宜做碗莲藕鲤鱼汤来吃。

当然，先要将鲤鱼收拾干净，沥去水渍。开火坐平底煎锅添少许油，待油温起来，掂鱼入其中，取中火煎鱼两面焦黄，灭火取锅。然后，另起灶头，炒锅坐上，淋少许油，大火烹姜、葱，香味爆出后，一次焯水足够，复将煎鱼投入其中，续使武火攻其沸，期间取莲藕一节，去皮，净水洗一过，剁丁，旋即撮入锅内，待煮水沸，改文火慢炖，过一刻多钟，轻挑翻鱼，续使文火炖另面，又一刻过去，捏适量盐撒入，改大火攻沸，关火汤成。喝莲藕鲤鱼汤，宜配吃一碗清水焖米饭，补益气血，滋味甚妙。

山药玉米骨头汤

择大骨头洗净，焯水去上沫，然后丢入冷水锅内，放入山楂一二片，打火攻一沸，捞出山楂，后放入三四截玉米并五六节山药，合锅盖，改文火慢炖约三十分钟，揭盖撒盐，拧转大火煮一滚，此汤便做好。喝山药玉米骨头汤，吃葱花饼，饭后临张迁碑一过，痛快！

三文鱼丸豆腐蘑菇汤

取适量三文鱼和葱、姜乱刀剁碎，倾入瓷盆之中，调之以小量生抽、一点花雕，拌些许淀粉，使竹筷以顺时针方向搅成馅子。开灶坐锅添水，捏肥枣三枚，手掰六片，旋即投入进去，扣上锅盖，待水烧沸，将馅丸成小丸子丢入沸水之中，随后刀切豆腐为小斜块，手撕蘑菇成条，一并掷入锅内，以武火煮一滚，揭盖撒盐适量，再改文火稍焖一会儿，关火起锅，此汤乃成。喝汤吃馍，十分得意。

马蹄肉丸当参汤

以九两精瘦肉，杂以葱、姜、香菜，乱刀剁成馅子；然后，取九枚马蹄削皮也乱刀斩碎，二者合并入瓷盆，倾入生抽些许，撒十三香粉少许、酒几点，磕二颗鸡蛋入其中，撮盐进去，拌以淀粉适量，顺时针方向以竹筷打成肉馅子。打火坐锅添清水，丢进去当归一点、党参二根，肥枣三枚撕六瓣，开动大火攻一至二沸，然后将肉馅丸成小丸子下进滚汤中，复攻一滚，改中火煮肉丸，肉丸纷纷浮出后，撒盐关火取锅，将汤盛入汤盘之中，撒葱花一些，淋花椒油一些，此汤即成。

五味冬瓜排骨汤

排骨以板刀斩块，滚水焯过，去上沫，然后坐砂锅，一次添清水足够，将排骨块撮入其中，汤内搁山楂、陈皮，并姜片与红枣，采用大火攻一沸，改使文火慢炖。这时，取冬瓜，洗过，削皮，切块，俟砂锅内排骨渐熟，将冬瓜块捧入汤中，并掷入枸杞子若干颗，改驱大火攻汤沸，复合盖仍以文火慢煨，待锅内排骨熟烂，去盖撒精盐适量，又合盖稍焖一会儿，关火起锅。汤温时食之，若就大馒头，吃大蒜瓣，东北大汉之豪气吃法；若就糯米细饼，取调羹一点点取来慢吃，且呷女儿红，是江南才子偶尔放逸之吃法也。

大龙虾头炖冬瓜汤

取一块冬瓜削皮去籽切块，备用；取一只清洗过的大龙虾头，以木槌捶裂，备用；然后，开灶火坐砂锅，一次添足够清水，先将冬瓜块淹进去，复丢入花椒七八粒、八角三只、桂皮少许、大枣三颗（撕瓣）、生姜五六片，大蒜五六瓣（拍扁）入锅，合盖使大火猛攻一沸，揭盖将大龙虾头没其中，淋些许白酒，使武火炖一滚，改以文火慢炖，约十五分钟，揭盖，撒些许盐，关火端锅，此汤乃成。吃此汤，若配吃糯米蒸饭或者葱花饼，皆很相宜。

九制陈皮山楂红枣汤

取九制陈皮、山楂并红枣皆些许，坐锅以泉水使中火并煮上三味，水开，冷凉即可饮也。

葛根芎芷鲫鱼汤

　　入冬以来，洛杉矶雨多，倏忽天晴，热气又大，此天气正可以吃葛根芎芷鲫鱼汤。白芷、鲫鱼燥湿利水，葛根升阳生津，川芎补血活血也。先取鲫鱼一尾，剖肚去鳞，拾掇干净，花刀切背，以些许精盐渍之。坐锅添水，丢入白芷、川芎若干，待水煮沸，将渍好的鲫鱼放入，武火攻一沸，掷入葛根块几许，一并改文火，慢炖至鱼熟。将鱼取出，装盘，切葱丝、姜片覆其上，铁锅烹花椒八角油适量，趁热浇之，后取汤些许入盘，此品乃成。

杏仁雪梨红枣枸杞汤

　　取雪梨二颗，剥皮去核，切成方块。取杏仁三十粒，并红枣八枚（擘），枸杞子若干，以清水半锅煮上四味，先以武火攻一沸，后改文火，慢炖二刻钟，掷冰糖些许使之溶化，温时服。本品清热润肺，暖脾肾，一日三服甚好。

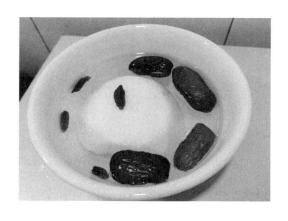

龙眼红枣枸杞蜜果汤 🌼

先取红枣十颗，以清水洗过，并枸杞子适量，丢入锅中煮水开；复丢入剥皮去核龙眼肉十余个，苹果一只去皮切丁，共以文火炖些时，关火，待汤温时，搁几许百花蜂蜜，搅匀即可。

白芷归枸老鸭汤 🌼

取洗净的鸭子，剁小块，以热水焯一过，去上沫，复以白酒洗一遍，并白芷、当归、川芎与枸杞子各少许，一起倾入锅内，以武火攻一沸，改文火炖熟，撮少许盐撒入，即可。鸭肉滋五脏之阴；白芷性温可调鸭肉之寒，并去其腥，提香味；当归、川芎活血补血；枸杞子补肾。故此汤可补虚劳，祛烦热也。

乌鸡枸杞红枣汤 🌼

将收拾好的乌鸡斩块，切姜片、葱段，置一边备用。坐铁锅添水打火，煮水出"蟹眼"时，将乌鸡块掷入其中，焯些时，捞出，控水备用。复坐锅无须添油，待锅烧热后，撮入乌鸡块，并掺入姜片、葱段炒些时，泼料酒，继炒一会儿，一次煅足够的清水，锅内稍炖后，一并倾入陶瓷炖锅内，捏几枚红枣进去，复旋文火继炖一个多小时后，投入枸杞子若干，盐少许，复炖一刻钟，此品乃成。

黄金蜂蜜汤

将一二根红瓤红薯削皮，切丁，洗净，以半锅水煮之。待红薯烂熟时，以勺子将薯丁一一压碎，至满锅金汤，关火。约半小时，锅内金汤温时，加些许蜂蜜入内，一个方向搅均匀，此汤乃成。

金银汤

金银汤者，山药红薯汤也。先将红薯冲洗，剥皮，切丁，然后坐锅添水打火，将红薯丁丢入锅内以武火攻一沸，改中火煮，待红薯熟时，拿勺子将红薯于锅内碾碎，碎成一锅金汤，改小火煮炖。此时，择山药一截，净水后，削皮，切菱形小丁，撮进锅内，续煮一会儿，切不可将山药煮烂，留几许清脆感，关火，此汤即成。

文蛤白菜豆腐粉丝汤 🌿

白菜切片，豆腐切丁，粉丝若干，备用。取新鲜文蛤，吐沙，净过，以酒渍之些时，坐油锅等油热时，以姜片、葱段烹香，爆炒文蛤一霎，并白菜炒入，焯水，丢进豆腐、粉丝，文火慢炖汤三沸，撒几许盐，点几滴明油，便可盛碗。本品宜就手工馒头吃，甚妙。

莙叶西瓜翠衣蜜茶汤 🌿

将西瓜翠衣切丁，莙叶剪小片，洗净，然后一并丢入锅内和清水煮了，待水开时，掷入冰糖时两三块，即要关火。俟水变温时，搁一些蜂蜜，搅匀了，便可饮之。

牛肉玉米西红柿酱葱汤 🌿

切蒜碎，先煸香，然后爆炒牛肉片，倾入玉米粒，淋生抽续炒几下，倒入西红柿酱若干，一并翻炒，撒些盐，一次焯水够，以武火攻汤沸，改中火慢炖，至牛肉烂熟，切一些洋葱碎，撒入锅中，迅速关火，点几滴明油于其上，此汤成。可就馒头吃，甚妙。若取一只白馒头置于盘中，以此汤冲泡之，我谓之曰"金汤漫玉山"也。吃时可将馒头搦碎，汤、菜、馒头并吃，也很好。

香瓜玉米奶茶汤

先将香瓜洗净，削皮，去瓤，切丁，复将玉米剥成颗粒，一并掷入沸水之中，以中火煮些时，关火。此时，以温开水泡一杯铁观音茶，再取奶酪一些，调入其中，待锅内汤水温时，将奶茶泼入锅中，溶匀后，此汤乃成。

赤小豆西瓜翠衣母鸡汤

先将赤小豆洗净，复将花芸豆也洗净，然后切西瓜翠衣成丁，三者并入碗中，待用。斩母鸡成块，以沸水焯一过，去上沫，复以料酒、生抽、精盐浸渍些时，倾入高压锅内，并添水适量，其后将赤小豆、花芸豆、西瓜翠衣一并撮入锅内，放一点陈皮、一点山楂，合盖压熟即可。赤小豆祛湿利水，花芸豆补气，西瓜翠衣解暑气，母鸡大补气血。诸品熬成一锅，可谓夏日靓汤也。

小羔羊肉白菜汤 🌿

　　先将小羔羊肉切片，以热水焯一过，坐油锅烹香葱、姜后，爆炒羊肉片，然后一次煖足够水，武火攻一沸后，淹进去手撕白菜适量，撒盐，以中火炖肉菜熟即可。白菜寒凉可去羊肉之燥烈，直取其温补之功效。春夏养阳，宜以阴中求阳也。

野生木耳蘑菇肉片汆汤 🌿

　　先将野生黑木耳取适量以清水泡上，并将蘑菇洗三过置一边备用。择羊肉片适量，以热油爆炒之，煖沸水一次够，掺入些粉丝，以武火攻一沸，搁入泡好的黑木耳并净洗过的蘑菇，撒些许盐，续以武火将黑木耳炖熟，关火，撒葱花，点麻油几许便可。

排骨翠衣凤尾汤 🌿

　　择排骨一根，剁块，以沸水焯一过，去上沫，复以花雕酒渍之，备用；西瓜翠衣切块，备用；虾仁若干，备用；切葱段、姜片，备用。然后，坐锅添油，待油温起来时，烹香葱段、姜片，倒入酒渍排骨，爆炒一过，倾些许老抽、生抽，丢入翠衣块，并炒一下，一次焌水足够，合盖改文火慢煨，直将排骨炖得烂熟时，揭盖，捏入虾仁，撒适量盐，改大火合盖猛攻，五六分钟后，此汤即成。排骨补精，虾仁补阴，佐以姜片补气，葱沟通阳气，四物并炖可补阳气阴精，同时西瓜翠衣祛湿、消暑气，正可谓夏日靓汤也。

木瓜花生碎排骨汤

先择排骨一根，剁块，入沸水中焯一过，去上沫，复以温水洗净，以酒腌些时。木瓜削皮，剖开，去其籽瓤，复切块，备用。坐锅添油，油烧热时，先煎排骨，待排骨煎出油时，撒些姜片、葱段，撒盐并适量老抽、生抽，复炒一会儿，一次焌水足够，复丢入木瓜块，搁入些冰塘，以大火攻水沸，舀出来些许汤，置一边备用，旋改中火煨汤。另起一灶，炒香花生，掺入肉汤中，复入搅拌机内将酥花生打成颗粒状，置一边备用。待锅内排骨与木瓜充分滋润，并排骨煨得烂熟时，将花生汤倾入其中，旋以大火合盖焖一下，关火，此汤即成。

鲍鱼白菜粉丝汤

将拾掇好的鲍鱼入笼中蒸熟，取出鲍鱼肉切成细段；鲍鱼肝入锅中炒香，置一边备用。然后，坐油锅，炝香姜片、葱段，丢入手撕白菜数片，倾入生抽、蚝油翻炒一会儿，一次焯水足够，撒盐适量，合笼改中火慢煨，待汤细滚时，淹入粉丝若干，并舀入杯内半杯汤，掺入炒香之鲍鱼肝，一并入搅拌机里打碎，待锅内粉丝炖好时，将鲍鱼肝汁并鲍鱼肉倾入，撒明油些许，此汤即成。

酸甜豆花汤

取嫩豆腐，先切片，后切丝，丢入冷清水中，复倾入一些冰糖，入锅中，以武火攻水沸，打一只鸡蛋搅了，下入锅中，等蛋花煮熟，又倒些白醋进去，此汤成。

香菜蛋花汤

取清水适量，以武火攻水沸，磕一枚鸡蛋打碎了，撒入锅内，等蛋花熟时，倾入碗中，上撒些香菜、精盐与小磨香油，此汤成。

辑四

面饭糕点

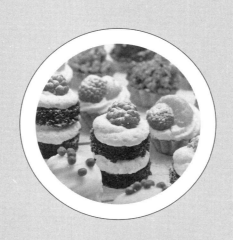

鲜虾蛋煨伊府面

初夏，天有凉风时，正可以下厨房做饭，以消永日。先和面，一丝丝切细面，打火坐锅添水，水开后下面，煮二沸，捞出面条，沥干后，另起灶头坐油锅，打火，油稍温即轻炸此面，面条转色便夹出，置一边备用；然后以清水煮蛋一个，蛋熟夹出，剥皮，剖两瓣备用；取鲜虾四五只挑虾线，剪头尾，复以滚水冲虾毕，置虾于一旁备用。以高汤下面，煮三滚的样子，放入些绿豆芽，以热汤烫豆芽一会儿，旋即关火，盛面入细瓷大碗之中，布上热水汆过的鲜虾并才煮熟剖成两瓣的鸡蛋，此面即成。之所以称鲜虾蛋煨伊府面，是缘于此面的底方为伊府面也。伊府面，汉魏古都许昌之名吃，面之做法上边讲过。至于高汤，则是以鸡或排骨加佐料烹制，其法也无非炖鸡汤或排骨汤所惯用之法，各家大同小异，笔者不再赘述也。

蛋虾刀切面

春闲午间，若一个人吃饭，不妨做一碗蛋虾刀切面来吃。如有足够时间，面可自己和，也可自己切，好处是，依自己口味可随意改面之软硬宽窄；若不想费时，也可街面上超市购回来一袋山西刀削面顶替也。先坐锅，以清水煮蛋，蛋熟夹出，置凉水之中冷一冷以更好剥去蛋壳也。蛋去壳，剖两瓣，放一边备用。姜切片，葱斩段，蒜拍碎，撮一边备用。取大虾四五只，挑去虾线，清水洗净。然后，重坐锅添油，待油热，捉虾入内，"滋啦"一声，速翻炒两面，拢一边儿，空出热油来，瞬即将姜片、葱段、蒜碎一并撮入热油处爆炒，香味四弥时，并入虾内淋老抽少许，生抽少许，虾料联烹，翻炒五六回，一次焌水够，合盖改文火焖。另外灶头打火，坐锅添水，水滚下面。这边面将熟时，下入几棵洗净之青菜；那边灶头改大火，汤内撒盐，收汁，但汁要收个五六成，留三四成原汤，以作浇头。面熟，捞入碗中；大虾也捞出布于面上，余汤浇上，两瓣蛋置入，此面即成。当然，也可在面上撒些香菜碎或者细葱花，淋几滴麻油也好。一碗面吃着，喝杯啤酒，真的很好。

排骨葱香拌面

若逢周日须拾掇庭院，可于早饭过后即将排骨剁块，热水焯去上沫，然后倒水净锅坐火添油，待油热投入排骨，小炒数下，撮入姜片、葱段、蒜瓣，爆出香味后，泼少许老抽，翻炒数回，估摸葱、姜、蒜味入到排骨之内后，一次煠水几近满锅，可丢入桂皮、青果并山楂，大火攻一沸，改拧成小小火苗，合盖慢炖。此后，可去庭院劳作，或种花，或拔草，或剪理枝条，薄云间的小太阳，已转到头顶之偏南方，人也觉得有些劳乏，便罢去劳作，一番洗漱换衣后，厨房内的排骨已是炖得稀烂，关掉此火。另起灶头，烧水煮面，面将熟时，撒些青菜放入合煮一滚，将面捞入瓷碗之中，切些葱花，择些香菜水洗净了，直接手撕几下一并置入碗面之上，然后将排骨也转入碗中，取其汤作浇头，泼在碗内。此面软香又顶饥饿，极适宜劳作后吃，若喝杯啤酒，或呷几口白酒，定然很是解乏。

十香菜凉面

天气乍热，可做碗十香菜凉面吃。

当事先做浇头，一般不取荤菜，以西红柿炒蛋为妙。磕两枚鸡蛋入瓷碗，打碎了，一边坐锅打火添油，一边将西红柿掷入滚水中烫去皮后，这厢油已烧热，先将鸡蛋倾入油锅"滋啦"一声，煎两番，刀切西红柿旋即撮入锅内，撒盐，放糖后，炒两下，然后汇入鸡蛋并炒一会儿，点一点水，合锅盖拧小火致锅内水尽，关火取锅，西红柿蛋卤成。另取灶头，打火坐锅添水，水滚后下或宽或细的面（宽细皆依个人喜欢为宜），煮面期间，洗黄瓜一根，细细切丝；十香菜适量，乱刀斩碎，推一边备用。灶上面熟，起锅捞面先入瓷盆，冷水拔一过，盛入海碗（要的就是大碗的气势），十香菜、黄瓜丝置面上，泼上西红柿鸡蛋浇头，口感颇妙。吃此面，宜夏午，可掩门闭窗，一室幽凉处吃，边吃，边听门外风动鸟叫，一时恍有故乡之况味。

大虾排骨蛋浇汁面

若得浮生半日闲，当做碗大虾排骨蛋浇汁面。

只因做得此面，颇有些费时，正可消磨闲情于美食以求自娱也。事先以板刀斩排骨成块，坐锅烧沸水以焯排骨，去上沫，取出排骨备用。切姜片、葱丝，拍蒜瓣，推一边备用。然后，以竹签挑净大虾之虾线，净水洗过，沥干。同起两灶，一灶头煮鸡蛋一枚；一灶头坐锅添油，油烧热时，倾入大虾煸，撒姜片、葱丝，淋生抽少许，再续煸虾，至两面皆酥黄，起锅只夹出虾来，置盘中待用，余者倒掉。洗净炒锅后，复又坐于灶上，倒油，待油热时，撮排骨入内烹，见排骨出油时，随手放入姜片、葱丝、蒜瓣同烹，复淋老抽、生抽适量，炒入味后，焌水大量，丢入些许山楂，扣锅盖武火烧水沸，改文火慢炖；另一灶上水煮蛋熟，灭火取蛋出，丢入冷水之中冷一会儿，将蛋剥皮，剖两瓣，放一边备用。近一个时辰后，揭去炖排骨之锅盖，撒盐适量，改大火收汤汁；这边，另一灶头复又打火坐锅添水，水滚下面。那边炖排骨收汁八成，关火，余二成汤汁当浇头。这厢面煮将熟时，撒些青菜丢入其中，稍煮一会儿，起锅捞面并青菜于碗中。然后，布大虾并蛋于面上，排骨浇头泼其上，此面遂成。

苇叶包五仁蒸米

做苇叶包五仁蒸米，得事先以清水泡糯米小半天，待晌午，取一深沿儿碎蓝花瓷盘，照其底式，剪二三片苇叶合其辙覆盘内，然后取泡好的糯米铺在苇叶之上，铺一层厚厚的糯米，铺一层五仁（所谓五仁，即松子仁、玉米仁、花生仁、腰果、炒香黑芝麻），糯米与五仁铺毕，再于其上盖三二片苇叶，以调羹镇压之，端入笼屉内，提进锅内蒸之。先以猛火攻水沸，后改文火慢蒸至米熟，即可关火取笼屉，端出瓷盘，去上苇叶，剥柠檬，挤其汁，淋于蒸品之上，便可趁热一点点取食。当然，也可放点白糖拌匀了，吃起来味道更胜一筹。

排骨刀削面 🌿

晌午要吃好，一碗排骨刀削面足矣。

挑肥瘦相间的脊排，板刀斩块，以开水焯过，去上沫，坐锅添油，油热时烹排骨，佐以葱、姜、蒜，淋入老抽适量，翻炒入味后，煨水适量，丢放少许山楂，武火煮沸后，改文火慢炖，约一个小时后，复拧大火收汁，剩适量汤汁于锅内，关火。另起灶头，煮刀削面，面稍熟时，及时挑入排骨汤汁中，复开此火，稍焖一会儿，此面即成。吃排骨刀削面，喝扎啤最好，若无扎啤，可饮白酒一二盏。

金络煎饺 🌿

初夏，午后四点一过，天起凉风，以温水掺酵母粉和面，面要软和，置盆内合盖子，发面。约略两小时之后，面已发得虚虚的。这时候，可打饺子馅，或韭菜鸡蛋馅，或芹菜牛肉馅，各种馅子盘好，擀饺子皮，捏一个一个小肥猪一样的饺子码在案板上。然后，灶头起火，坐平底煎锅，锅内抹一层细油，凉锅时就将饺子列入其中，待油温起来，取一小碗搁面粉添水打成稀面糊状，淋入锅内饺子之间，盖上锅盖，中火煎饺。待见到锅内有蒸汽升腾，揭锅盖，提一油壶，淋油于饺子行中，特别于锅沿处淋足够油，复不扣锅盖再煎一会儿，见到锅内饺子之间起一层焦黄面皮，掂一木制锅铲，轻起饺子。这时候，但见锅内饺子皆被薄薄金片一样的络子连缀到一起了，翻过来，复煎一小会儿，金络煎饺便告成功。吃金络煎饺，可蘸辣椒醋，也可捏着干吃。吃过后，喝一碗小米粥，或喝杯牛奶西瓜汁，美乎哉，美也！

九味牛肉面

此面要紧处，最在于牛肉汤卤的炮制；而炮制牛肉汤卤的要紧处，则在于选择调料品也。下边，笔者就向诸君介绍做法：当取精瘦牛肉一块，冷水洗一过，置入清水浸泡，期间见水变红即换掉，半个小时许，捞出，板刀切块，焯水后，放入瓷碗，洒几点茅台，保鲜膜封口，备用。切姜片，剥葱段，拍蒜瓣，推案板一边，备用。坐锅打火，丢进锅内二枚八角（掰）、六粒花椒、四颗茴香，翻炒至锅热时，添油续炒，油热时，撮入葱、姜、蒜爆炒出香味，倒入牛肉块，烹炒几番，倾入老抽并番茄酱，左右匀锅，投入冰糖一二块，煲大水，使大火攻一至二沸，改文火慢炖牛肉块，过半小时后撒盐，转武火敛汁，锅内剩有半碗汁许，关火卤成。与此同时，另开灶头下面，面或宽或细，皆依各自口味，面熟盛碗，切黄瓜细丝覆面上一半，同时浇牛肉汤卤于其面上另一半，布桌开吃。吃九味牛肉面，宜喝啤酒，当然若有一小碟五香花生米就着，尤为妙哉。

猪肝酸菜豆芽面

取猪肝洗净，切片，佐以葱段、姜片爆炒之，后切酸菜适量、番茄一个，一并撮入炒锅同煎，煨些许水，武火致猪肝九成熟时，撒盐，关火取锅。另起一灶头，坐锅添水煮面，面熟关火时，旋即放入清水淘出的绿豆芽在锅内焖一会儿，将菜面一并捞入另一炒锅，拌匀后，切蒜碎覆其上，淋几滴麻油，此面做成。

五菜炒肉臊子面

地有五行，菜有五色。今取黑木耳、有机红萝卜、白菜心、青辣椒和有机黄色花菜各适量，先温水泡发黑木耳，清水洗净红萝卜并刀切成方丁，手撕白菜心，刀切环状青辣椒并以冷水淘一过，同时将有机黄色花菜洗后拧成小瓣，置一边备用。然后，姜切片，蒜拍扁，葱花备些许，鸡肉切斜片，坐锅倒油打火，先烹花椒、八角变色后，旋即撮入肉片翻炒三四回，扒一边，空出热油，撮进葱、姜、蒜烹之，香味散弥时，混入肉片之中，掷入青辣椒，倾老抽少许，共炒二三下，黑木耳、红萝卜丁、白菜心、有机黄色花菜，次第捧入，撒盐适量，翻炒四五回，煖高汤适量，扣上锅盖，使武火攻一下，去锅盖翻炒致锅内诸品熟，五菜炒肉臊子成。然后下面，面熟盛碗，覆上浇头，此面乃成。

凤爪花生仁阳春面

事先将花生拌细砂炒熟，去其壳皮，置小碟内备用；取三只酒糟凤爪，置另一碟中备用。然后，择有机红萝卜适量，先切片后切丝，择木耳泡发后切丝，择老坛酸菜切丝，皆置一边备用。坐锅打火，以适量鸡汤下阳春面，面熟，连汤带面盛碗。将上述"三丝"皆布于面之上，别起灶火，坐锅添油搁花椒六七粒、八角一只，油熬热时，趁热撇花椒八角油"滋啦"一声泼于面上，倾生抽些许，盐一点，诸品拌匀，花生仁覆其上。一边吃面，一边以酒糟凤爪就之，风味别致。夏日午间吃此一碗面，南北味尽尝，看窗外绿叶如盖，不复有思乡之愁。

糯米红枣花生冰糖南瓜盅 🌿

做饭前两小时，取一瓷碗以清水泡糯米；另取一瓷碗以清水泡花生；然后，择一个南瓜，清水洗过，取一端以利刃沿瓜蒂剖开一个小方口，探勺进去将内瓤挖出，备用。打火坐锅少添水，火烧开后，下进去糯米并花生，以武火攻一至二沸，关火取锅。将锅内糯米并花生仁起出并填进南瓜盅内，另塞进红枣三枚、冰糖若干，封盅嘴儿。另起一灶，坐上蒸锅，取南瓜盅于笼上，合笼以大火蒸一滚，改中火慢蒸之，四十五分钟，熄火起笼，糯米红枣花生冰糖南瓜盅成矣。一家人围坐一起，一人执一柄钢制细调羹，一点点取吃，美不胜收。

山药香蕉荔枝大枣糕 🌿

取铁棍山药若干，削皮，切段，上笼屉内蒸之。待山药蒸熟，冷凉后，握竹筷取顺时针方向搅动，同时和以适量水磨白糯米粉并两三截香蕉，一起打泥。然后，将山药糯米香蕉泥，择细瓷小碟盛之，上揿一或三枚红枣，捻些许白糖覆其上，复入笼屉蒸熟，关火取笼，剥荔枝若干于其中，即可捏细把调羹一点点取食。本品清香绵甜，十分可口，当然也很是滋补身体。

香瓜香蕉菱粉饼

香蕉剥皮细刀剁碎，然后取竹筷以顺时针方向打成香蕉泥；择香瓜一只，削皮，切丁，入榨汁机碾成汁液，二者一并置入一瓷碗之中，随即倾入白绵糖、菱粉各适量，和成面团状。打火坐平底煎锅搁些许葵花油，待油温起来，取勺子剜一勺香蕉香瓜菱粉团，坠入油锅内，任其流动，自然摊成饼状，煎至两面皆黄酥起锅。香瓜香蕉菱粉饼，吃起来外焦里嫩，外酥里筋，且香甜可口，甚妙。

杏鲍菇黑木耳肉片臊子面

先以清水泡上黑木耳，然后洗过杏鲍菇，并刀切薄片，坐平底油锅煎杏鲍菇片稍黄，取出备用。取夹心肉切薄片，灶上重坐炒锅，打火，添些许菜籽油，油热时，撮入肉片爆炒，淋一点白酒后，"滋啦"一声之下，锅里瞬间起火，酒香味霎时炝出，翻炒两三回，撮入葱、姜、蒜续炒一下，倒进去一勺郫县豆瓣酱，再炒一会儿，倾入泡好的黑木耳，稍炒几番，又倒入早先煎黄的杏鲍菇，一并同烹些时，撒盐，少少焌水，另搁进去切好的辣椒丝，翻炒几下，臊子做成。此时，再起另灶煮面，面熟捞出，浇上臊子，此面即成。吃杏鲍菇黑木耳肉片臊子面，喝啤酒，真的不错。

龙虾荷包蛋煮面 🌿

先取龙虾，自然斩段，投入糯米粉之中滚一过，放进热油锅中轻炸黄，一一夹出备用。另起灶火，坐锅制两枚荷包蛋。这边灶上油锅重坐，爆香葱、姜、蒜，然后将过油龙虾丢入其中烹些时，撒盐并生抽，轻翻炒几下，煲高汤使武火速煮沸，下龙须面，改使中火煮面熟，起锅盛大碗，将荷包蛋捞进来，并切蒜黄些许覆其上，滴小磨香油几点，此面即成。吃面喝酒，十分享受。

杏鲍菇排骨汤面 🌿

取瘦排骨两条，板刀斩块，焯水去上沫，坐油锅搁花椒、八角，烧油热，撮入排骨烹之。待排骨稍变色，佐以姜、葱爆炒，然后淋老抽些许，翻炒几下，一次煲够水，丢进去一二片山楂，使大火令水滚，然后改拧小火慢炖排骨，俟排骨九成熟，锅里下宽面，煮一滚，复下切条之杏鲍菇，撒盐，发动大火煮面熟，盛碗，面之上撒适量蒜黄碎，此面即可矣。

龙虾卤汁面

先取芹菜二三根，清水洗过，切小丁，以滚水汆一过，捞出沥水备用。然后，取炮制好的龙虾斩块，坐油锅，待油热，撮入龙虾段，滴几点花雕酒，并佐以葱、姜、蒜烹之，跑出香味后，淋些许老抽，翻炒数下，一次煨够温开水，并捧入芹菜段，改文火慢煨五六分钟，揭锅盖撒盐，随即将早已切好的洋葱丁混入，合盖稍焖些时，龙虾卤汁成。浇到煮好的面上，一边吃面，一边喝点白酒，甚好。

津白火腿蛋米蒸

人无闲情，无以度夏日。偶做得一份饭菜，可得一份闲情也。取沥净之苇叶平铺笼屉，淘三过之糯米覆其上，先以武火攻水沸，改文火蒸糯米熟。铁锅热油煎二枚柴鸡蛋搦碎金，置一碗中备用；其后热锅温油炒火腿，杂以津白适量，切西红柿一枚丢入，捏入精盐烹少时，煨高汤入味，合锅盖炖些时，切洋葱碎丁些许，揭盖，撮入锅中，少翻两下，旋即倾入鸡蛋碎并蒸熟之糯米，于锅中搅均匀，复合盖子焖顷时，关火，此饭成。此饭可盛入细瓷小碗中，坐吃。若想饮，倒一二盅酒，就了吃，甚妙。

香瓜苹果肥枣糯米盅

　　入夏时节，人最贪吃瓜果，亦正是进补脾气之季，如此可做一盏香瓜苹果肥枣糯米盅来吃，甚妙。先将糯米清水淘三过，并肥大枣三枚掰九瓣，入笼屉内蒸熟，待晾温时，取少许葡萄酒泡软，待用。取一只香瓜削皮剖开，剔其籽瓤，做成二盛体；同时取一个苹果去皮除核，以果肉切碎丁，拌入稍凉之蒸饭，并将拌饭剜入香瓜二盛体之中，复又倾入葡萄酒适量，候些时，使各样滋味互浸，捏调羹一点点取食，复与香瓜并嚼吃。吃家此时宜着轻绸唐装，若吃后能房内踱步吟诗"门外名利似火烧，红尘男女欲心焦。我自垂帘扭身去，一柄折扇手中摇"，甚妙。

黑芝麻奶茶香酥饼

　　黎明即起，做一款黑芝麻奶茶香酥饼，一人不敢独享，现分享于众。取龙井茶叶适量，以石臼内捣碎，拌入麦面并撒少许盐以鲜奶和之。此面须和得晶莹如玉石一般为恰好，揪鸭蛋大小的剂子，取小擀杖擀圆，其上均匀撒黑芝麻些许，取平底煎锅，泼油于内，待油温时，将饼挑入其中，双面煎焦黄即可。口感如何？吃后便明白。

九味鸡丝油泼凉面 🌿

　　长夏无赖，又逢洛城地震频繁时，便进厨房做馔以为消磨。先取一只肥鸡腿，以沸水焯过，去上沫，置笼内蒸熟，冷凉，撕丝；同时坐油锅炸豆腐一块，至双面黄焦，拿利刃切条备用；复坐汤锅煮面。期间取黄瓜擦丝，生菜撕丝，洋葱片丝，胡萝卜剁丝，西红柿切细丁，皆推一边备用。之后，炒花生拍碎，并炒黄豆十几粒。此时面熟，捞出，以清水过三过，取适量盛入碗中拌些许精盐搅匀，并将上九味分布其上；后，倒炒锅内些许植物油，丢几粒花椒并八角，一并熬热，取热油烹面，只闻得"滋啦"一声，香气四溢，此面乃成。拌匀后，坐吃，喝杯啤酒，得以度浮生半日闲也。

香菇五味素蒸饺 🌿

　　夏月之馔食，当以清素为主，然清素之品当调出滋味食之方妙。事先将香菇以清水泡软，黑木耳发好，均切细碎，以铁锅热油烹之少顷，盛入盘中冷凉备用；其后取鸡蛋八九枚，铁锅热油炒熟捣碎，装入盘中冷凉备用；取一只玉米煮熟，剥掉其粒备用；将红萝卜剁碎屑，上五味掺一处，滴香油数点，淋十三香些许，浇生抽些许，撒一遍精盐，打成馅子，和面裹馅捏饺，上笼屉蒸熟即可。吃香菇五味蒸饺，蘸蒜蓉香醋，风味尤妙。如不喜吃蒜，也可不必佐食。俗语云"饺子就酒，越吃越有"，若能饮，当浮一大白，倒不失桩逸兴事。

葡萄拌面

托克逊的拌面当然好吃，吃过拌面再吃些马奶子葡萄，也很是妙。只不过故乡路遥，吃一口地道的北京炸酱面都难，更何言其他。日间得闲，想要一碗拌面来吃，又因着不大吃荤，便仅取五六颗鸡蛋并西红柿炒了（当然，如果能吃荤的，还是要肉臊子好），煮筋道之面熟，过凉开水一过，捞盛碗中，浇上鸡蛋西红柿浇头。切黄瓜丝、洋葱丝、生菜丝、十香菜丝，一并撮入碗中，滴几点小磨香油，淋些许生抽，将面拌匀，取水灵的马奶子葡萄环布面上，此面做成。吃面几口，吃葡萄一颗，别有风味。

粟米鸡丝瓜果盅

先择鸡腿三枚，以热水焯过，去上沫，复盛碗中拌以冰糖、生抽、精盐与花雕酒少许腌些时，上覆姜片、红枣入笼屉内，蒸熟，撕丝置一边备用。然后取粟米小半碗，以清水过三过，入笼屉内蒸熟，冷凉备用。取青瓜一枚削皮后，以利刃剖两瓣，择其一瓣剔去籽瓤，备用。此时，将鸡丝拌入蒸熟之粟米，一并纳入瓜盅之中，上布葡萄干少许，沏入鸡汤或鲜牛奶，并移入冰箱冷冰顷时，此品即成。先以勺子取吃瓜盅内粟米鸡丝果子，然后去吃瓜，甚美。

乡村生煎包

闲来忆起儿时吃食，最忆当是油渣儿。祖母做得韭菜粉条油渣儿馅饺子也是馋人。自来美国以来，很少得到油渣儿，忽于去年发现老墨超市竟有上好的油渣儿卖，心里一下子又安稳许多，近来做饭吃，忽惦起那油渣儿来，便开车去购回一些。先将油渣儿切细丁，又将韭菜收掇好，以清水洗三过，拿刀切细碎，并开灶坐锅浆粉条，并于冷水之中过三过，切细屑，三者合一处拌入十三香、生抽、精盐各些许搅成馅子，和面，捏成饺子，或煮或蒸或生煎，皆很好。如果生煎，须取平底煎锅，热锅凉油布饺子，合锅盖煎一过，以少许面汤沏浸其中，复合盖焖煎些时，待锅内面汤结成金黄"蝉翼"，复翻过来煎另面，变成金黄时出锅即成。

果子糯米橘笼饭 ❀

一时得闲，给女儿做得一款果子糯米橘笼饭，当闲食吃。其做法为：先将糯米以清水泡适时，取一二只橘子以利刃剖两瓣，并将其瓤剔出，备用；然后，将泡好的糯米拌些许冰糖水、西瓜汁并装入橘囊中，上布葡萄干几粒并红枣一颗，入笼屉内蒸熟即可。此食，可放凉吃，也可趁热吃，皆好。

香菇辣子鸡酱面 ❀

取香菇泡软切片，鸡脯肉切丝，并姜、蒜入热油烹之。翻炒几下，撒盐，入辣子豆瓣酱些许搅匀煸炒一下，焌水以大火攻水沸，下面，面熟即成。

五福蒸饭 ❀

取小半碗糯米，以清水泡上；然后择排骨剁块，入滚水中焯一过，去上沫，复以花雕酒、生抽、精盐喂之。一刻钟后，开灶坐蒸锅，取一大细盘，将排骨置其中，环以泡好的糯米，然后将削皮切丁的猕猴桃环布糯米之上，复取葡萄干些许亦环布糯米之上，然后将盛满诸品的盘子移入笼中蒸熟，揭笼盖时，复于诸品之上搁几颗樱桃，此品即成。五福蒸饭，软香不腻，酸甜可口，中吃。

果肉蒸年糕

事先将年糕以清水泡上，备用。择排骨剁块入滚水中焯一过，去上沫，以花雕酒、生抽、精盐喂些时，然后码入细瓷大盘中，同时将泡好的年糕环布排骨四围，上覆荔枝、山楂、生姜片，一并入笼屉内蒸之。将锅内诸品蒸熟，此品乃成。

猪肝蒜蓉面

先将猪肝以清水浸泡半天，然后以花椒、八角、肉桂、香叶为佐料煮熟之。清汤下面，面熟盛碗，捣一碟子香油蒜蓉倾入面中，将猪肝切片上覆于面上，即可。

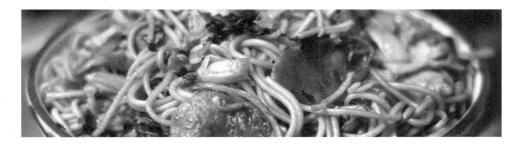

菠菜猪肝养生面 ✿

将煮熟的猪肝切片，备用；捣香油蒜蓉大量，备用；将胡萝卜切丝，备用；炒熟的花生仁若干，备用。然后，以清水下面，待面熟时丢进去适量洗净撕段之菠菜，捞面入碗，与猪肝、香油蒜蓉、胡萝卜丝拌匀，上覆花生仁几粒，此面即成。菠菜、猪肝，生血养血，花生仁补气，胡萝卜消食通便，大蒜消毒，故此面号为养生面也。

草莓玫瑰蒸饭 ✿

先将淘过的糯米盛进小瓷碗内，放笼屉内蒸熟，然后取出倒扣在一个大细盘中央，糯米四周环布草莓、葡萄、金橙与切块的苹果，并于糯米之上撒些许冰糖碎，复入笼屉内，蒸顷时取出，上撒几瓣玫瑰花瓣取香气即可。

芒果草莓蒸饭 ✿

取糯米一小碗，以清水泡之。择排骨一段，剁成小块，入热水焯一过，淋花雕酒、生抽与盐些许置入大细盘中央处，环以泡好的糯米，入笼屉内以武火蒸一沸，改文火续蒸之。此时，取芒果剥皮切条块，取草莓一颗洗干净，玫瑰花几瓣，备用。待笼中之骨肉糯米蒸熟，揭笼将芒果环布糯米之上，并搁进去那一颗草莓，复撒玫瑰花瓣入其中，又合笼小火焖些时，此品乃成。

芒果巧克力蒸饭

事先泡糯米一小碗。将排骨块丢入热水焯一过，去上沫，倾入料酒、生抽与盐些许，摆入细瓷大盘中央，环以糯米围簇，上覆姜片、大枣入笼屉内蒸熟。揭笼，环布果子与巧克力，复合笼焖些时，此品即成。

火腿鸡肉二米香瓜饭

夏日傍晚，先将玉米棒子一根煮了，冷凉，剥掉籽粒备用；与之同时，焖糯米小半碗，同样冷凉备用；取熟火腿适量切丁，烤熟鸡腿一只撕丝，与上二米合一处，拌匀。取一只香瓜剖二瓣，剔去其籽，旋去瓤，打成汁，将香瓜汁倾入火腿鸡肉二米饭，搅匀后盛进香瓜盅，此饭即成。先取吃盅中诸品，然后吃香瓜，美不胜收矣。

百合蜜枣陈皮豆沙糯米粽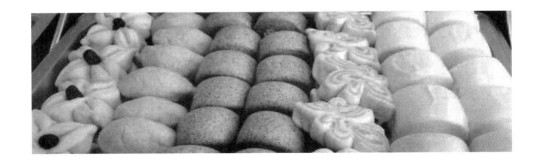

　　闲来做一款百合蜜枣陈皮豆沙糯米粽来吃，想必是好的。清晨起来便先抓几把糯米以清水泡上，并捏几瓣百合也以清水泡上，同时将粽叶拿清水浸上，取九制陈皮些许以刀切细丝，豆沙与蜜枣是现成的，诸品备毕，我便回房做起来文章。约略一个小时后，文章做好几笔，便步到厨房看到糯米、百合皆已泡好，便拿起粽叶将以上诸品裹入进去，捏几个粽子，入笼屉内蒸熟，即可。

牛奶香蕉糯米炸四角

　　择香蕉两支，剥皮去尖，切段捣成泥，掺入糯米粉适量，淀粉适中，三者拌匀，以牛奶和之。然后擀成饼，切成四角，入油锅炸熟即可。

白杏仁三文鱼蛋黄糕 ❀

择三文鱼洗三过，切条，以细盐渍之些时，置入盘中；磕三枚鸡子，取其黄，以太白粉并白杏仁若干拌均匀，摊布三文鱼四维，移入通草笼中蒸之。

柿子香糖饼 ❀

取柿子三颗，削皮，切丁，入搅拌机中打成汁，倾入面粉，和成剂子，备用；然后，将冰糖打成小块，备用。支上小煎锅，点些许菜籽油，以小火熬热。择一枚剂子，裹入一粒冰糖，然后将剂子抻成小饼，摊入薄薄的热油中，两面煎成酥黄，此饼即成。

蜜滋果喂小馒头炸响铃 ❀

超市购些炸好的乳猪脆皮，回家后复炸一过，名曰"炸响铃"。切芒果一只、苹果一只，剥皮龙眼肉十枚，一并以蜜渍之。取小馒头二个，置入盘中，以蜜渍杂果围之，入笼中稍蒸些时，取出，上搁"炸响铃"，此品乃成。

黄金芝麻糕

先取红薯削皮，煮熟，打泥，团成丸子一压，上镶嵌芝麻，入烤箱烤之，此品即成！

南瓜杏仁香糖饼

择南瓜泼清水洗三过，以利刃剖四瓣，剔去其籽，入笼屉取大火蒸熟，待温时打泥。磕一枚鸡清入其中，拌些许中筋面粉，以香油团成丸子，复于掌中拍为小圆饼，蘸几粒杏仁，轻掷煎锅，添少许香油两面煎黄，此品乃成。南瓜，润肺气；杏仁，宣肺气；南瓜，保胃气；杏仁，护心气。一饼在手，心肺得养，胃气得保，可降血糖、稳血压，复捍卫气以防御外邪，诸病不得上身矣！

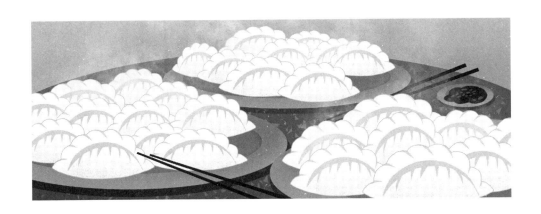

五鲜馅水饺

所谓五鲜者，玉米仁、松子仁、胡萝卜、五花肉、蛏子肉也。先将嫩玉米煮熟，剥掉籽粒，复将松子仁炒香，并切细碎胡萝卜备用。蛏子净过，去壳，剔肉，剁碎，备用。然后，将五花肉并姜、葱剁成肉馅。一并将上四品混入肉馅里，撒盐几许，泼老抽些许，沿一个方向搅匀，制成五鲜馅子。擀皮，捏饺，煮熟，美味既成矣。

黑芝麻红白萝卜煎饼

切红萝卜丝、白萝卜丝，撒盐些许，拌细面，和清水，搅成糊状。打开火，坐煎锅，点油几许，推均匀，待油七成热，摊饼于其中，复撒黑芝麻于饼上，煎熟即成。

火腿炒饼

择饼切丝，白菜切丝，一道与火腿并炒熟，即可。

草莓脆皮雪梨糕

先择草莓三二枚，洗净去叶蒂，并与冰糖打碎，备用。磕一只鸡蛋，掺入面粉搅匀成糊状，置一边备用。取适量面包糠，置一边备用。然后取雪梨一颗，洗后削皮切丁，掷入鸡蛋糊中裹一遍，复夹入面包糠里滚一遭，使其遍布面包糠。坐锅添油打火，以低火炸雪梨，外表焦黄便取出，复将草莓碎点缀其上，此甜点便成。此品可午后闲闲吃一些，甚好。

葡萄蜜橘酥脆花生饯

取一些花生，先以油炸酥，拌些许盐，置一边备用。葡萄洗净，控干；蜜橘剥瓣，并将外衣一点点揭去。上三品错落摊入一容器之内，熬冰糖汁成糊状趁热均匀泼其上，稍凉结成琥珀般时，即成。此品可当午后茶食，读书或写字之余，一块一块掰着吃些，一边饮些花茶之类的，甚妙。

火腿山楂枣米香瓜笼

取一些糯米，淘三过，加一点水，搁红枣，入笼锅内蒸九成熟，取出备用。择一只品相上好的香瓜，洗过，削皮，从中剖两瓣，分别剔去其籽瓤，制成香瓜"笼屉"。复将尚且九成熟的蒸糯米并枣子塞入香瓜"笼屉"之中，上覆山楂丸子，并一些切细丝的火腿，再移锅上以文火续蒸之。一刻钟后，此品乃成。此品宜家中小儿吃，教其使勺子一点点先挖着吃内中诸品，然后再嚼吃香瓜，看孩子吃着香甜，心里自然一番得意。

蒜香白蛤墨鱼阳春面

先沸水煮阳春面半熟，捞出，以冷水冰镇之，然后装盘当垫底。取适量拾掇干净之白蛤，覆于面上，并将收拾干净的墨鱼点缀其中，淋些许生抽、蚝油，入沸笼锅内蒸之。期间，可腾手做金蒜蓉：炒锅内倒宽油，中火烧油，五成热时，将蒜切碎捧入锅中，炒香，稍染金色，关火，金色蒜蓉做成。十分钟过后，笼盖揭开，将蒜蓉均匀泼于白蛤墨鱼上，再合笼稍蒸些时，关火出锅，撒适量韭菜碎并精盐于其上，再点些许明油，此品乃成。白蛤墨鱼汤入进阳春面中，鲜美无比；同时蛤肉与墨鱼肉掺上蒜蓉，吃着也是相当美好。一碗吃罢，呷半杯啤酒，甚好。

青口贝鳕鱼油泼面

先将阳春面煮将熟时，捞出，以冰水镇之些时，装盘垫底。择青口贝净过，掰开，取有肉那一扇，一一码于阳春面之上，环一周，中央放一些切条的鳕鱼，上淋蚝油些许，入笼锅内蒸之。期间，将大瓣蒜剥了，切蒜碎，并切姜丝些许，一并入宽油锅内，搁糖、盐一同烹香。揭笼盖，将金蒜蓉一匙一匙覆于青口贝中，并将宽油均匀撒于肉面上，合笼稍蒸些时，此面即可出锅。点几滴明油，并撒一些韭菜碎，吃着甚鲜美。

菠菜汁麻酱凉拌面

先打些许菠菜汁，然后切葱、姜、蒜碎适量，加麻酱、盐与菠菜汁拌好。然后煮面熟，捞出，冰水镇一会儿，复将麻酱料一并浇面上，拌均匀，此品即成。

白蛤蘑菇汤面

择白蛤七八个，以清水净三过，复以料酒浸之些时。以清水淘净蘑菇，备用。切葱丝、姜片、蒜碎，坐锅添油，油五成热时，煸葱、姜、蒜，使之跑出香味后，爆炒白蛤，然后撮入蘑菇，加生抽、料酒、盐并炒倾时，一次焌沸水足够，待汤水成一滚后，下入适量阳春面，煮面熟，关火，点数点明油即可。深夜做文章肚饿，正可以吃一碗白蛤蘑菇汤面，灯光曳曳，一时有隔世之感，甚好。

青口贝葱香汤面

先切姜片、葱花、蒜碎若干，拾掇干净青口贝，复坐锅烧水，这边另一火头上坐油锅，待油烧至五成热时，煸香姜片、蒜碎，复爆炒青口贝，旋即搁黄豆芽些许，撒生抽，撒盐，翻炒数下，那边水开，一次倾入炒锅适量沸水，合盖俟汤水复小滚，下入阳春面适量，再合盖，煮面熟，盛进碗内，其上撒葱花，浇麻油，此面即成。

虾仁汤面 🌿

先切姜片、韭菜碎，备用。复将大虾拾掇好，去头尾，做成虾仁。坐锅添油，先爆香姜片，复爆炒虾仁，撒盐，一次煠水足够，待水沸时下面，煮面将熟时，投入菠菜几根，面熟关火，其上撒韭菜碎，浇麻油，此面便成。夜深吃一碗，甚妙。

鹌鹑蛋香肠汤面 🌿

先取几颗鹌鹑蛋煮熟，以冷水冰些时，剥皮后备用。然后切香肠若干，切姜丝、葱花并拍一些蒜，开火坐油锅，先煸上三味香品，复爆炒香肠，撒盐，煠大水，待水滚时下阳春面，面煮将熟时，搁一些青菜，复煮面熟，盛入碗中，将鹌鹑蛋置于面上，撒韭菜碎并点些小磨香油，此面即成。

鱼丸什锦汤面 🌿

将鱼丸，豆腐丸并虾一并入锅内炒，并添水，下面，煮面熟，撒葱、姜、蒜碎，点明油，即可。

花蛤鲜汤泡馍 🌿

　　先择一只冷馒头，切成丁，置入盘中心。然后，切葱、姜、蒜，并将花蛤拾掇净，开火坐锅添油，先煸香葱、姜、蒜，复爆炒花蛤，淋生抽、蚝油，一次焌水足够，以中火炖些时，然后将花蛤并鲜美汤液，一并浇到馒头上，淋几点小磨香油，此品乃成。

牛肉花生果酱面 🌿

　　先炸焦酥花生米若干，备用。将拾掇干净之牛肉切片，备用。切葱片，拍蒜瓣，以低温油炒香后，将葱片、蒜瓣捞出，复以底油爆炒牛肉片，倒入西红柿酱适量，翻炒数下，倾一些生抽，捏一点盐，续炒片刻，复搁甜面酱适量，焌清水若干熬酱，待酱将熬成时，将先前烹好的葱片、蒜瓣掺入，顺时针方向搅匀后，混入焦酥花生米，此酱乃成。复煮面，面熟时，捞入盘中，浇上酱；然后切苹果细条，摆入盘中一边，便得牛肉花生果酱面。《黄帝内经》有言："春夏养阳。"牛肉、花生皆可补阳补气；葱白可沟通体内阳气；复加大蒜排毒；苹果性味甘凉，和胃同时也消胃中之火气也。一碗面吃罢，胸口处出些细汗，将体内热毒排出，勿吹空调风扇，精气充足，又自得一片清凉意，真可谓夏日养生之面也。

苹果香肠油泼面

先将香肠蒸好，切指环状，备用。然后，择一颗苹果，削皮，切细丝，备用。可同时开两个火头，一个坐锅添水煮面，一个火头上做金蒜。所谓金蒜，便是锅中添宽油，拍蒜瓣切细碎，待油稍温时，将蒜碎撮入，一边煸炒，一边搁些糖、盐，续以小火煸，至蒜碎呈金黄色，金蒜便制成。这边，面亦煮好，捞入盘中，上覆香肠，以金蒜油泼其上，面上再搁一些苹果丝条，拌了吃，甚好。

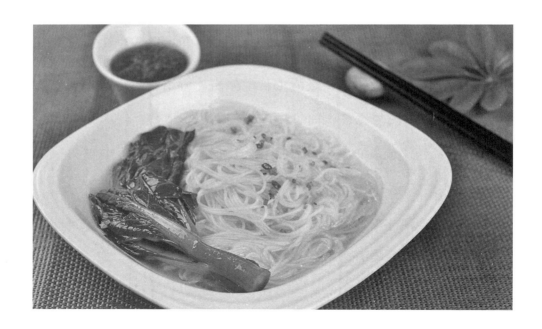

补阳汤面 🌿

深夜可做一碗补阳汤面吃。先炒鸡蛋二枚，一次焌沸水够，下入龙须面，煮面熟时，搁入切好的韭菜碎，并些姜片，淋上小磨香油，即可。

豆角排骨酱香凉拔面 🌿

择一些豆角掐头去尾，洗三过，并切段备用。取排骨，剁块，以沸水焯一过，去上沫，复将排骨以清水洗净后，再以酒浸一过，开火，倒些许油及葱、姜、蒜爆炒排骨，洒些许老抽、生抽，焌水大火攻一滚，改中火炖排骨。三十分钟后，撮入豆角，并撒适量盐，以大火收汁将尽时，关火，制成臊子。煮面，面熟以温开水拔一下，浇上臊子并一些甜面酱，淋一圈麻油，此面即成。

苦瓜肉丁焖饭 🌿

择苦瓜一根，以水洗过，从中剖开，剔除籽瓤，切成丁，以些许盐腌上。取大肉适量，切丁，备用。拍大蒜，切姜片，坐炒锅添油，待油温时，炒香姜、蒜，撮入肉丁并炒一会儿，倾入苦瓜丁，撒盐些许，老抽一点点，翻炒数下，倒入白饭，根据个人口味，炒嫩或炒焦皆可也。

西瓜焖米

先将大米以清水淘三过，复以清水泡些时，移入笼屉中，掺冰糖几许，上覆西瓜块若干，并以中火蒸熟之，即可。

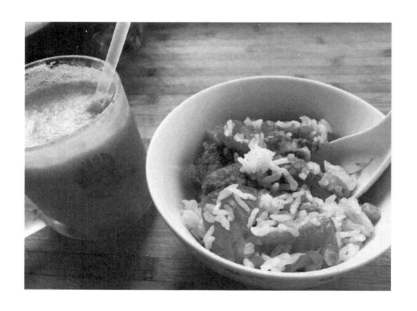

辑五

饮品

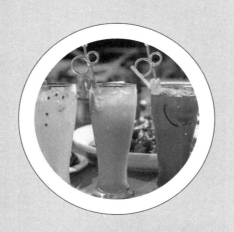

五样茶

春日劳作宜饮五样茶，则胃口好，神气足也。我之五样茶做法：肥大枣三枚，生姜一薄片，山楂一枚（掰），陈皮少许，党参适量，上五味合而烧水，"蟹眼"乍显即可，温服。

草莓奶红茶

四五月间，正是洛杉矶草莓采摘季。

开车外出，随处可见高速公路两旁有大片的草莓园，七八个工人戴着草帽，围着围巾正于田中采摘时鲜的红草莓，园子皆是开放，拐入其中一处园子，买一二磅鲜草莓回来，正是口渴，当然可以制草莓奶茶吃。家里正好有外出前泡好的一杯红茶，倒出来小半杯，同时滤去茶叶子，复兑入鲜奶适量，且将鲜红草莓拣嫩大的以清水洗过，切成小丁，丢进奶茶中，入榨汁机把草莓丁榨碎后，重新筛出奶茶，即为草莓奶红茶也。

西瓜椰汁 🌿

取西瓜瓤若干，盛进小碗，以保鲜膜封口，置入冰箱保鲜厢内半晌许，将椰子以利刃在顶端挖小孔，倾出其汁液与西瓜瓤共制成汁，即可。喝西瓜椰汁，切忌大口，宜小口慢呷，以消暑气。

黄芪枸杞红枣茶 🌿

夏夜当炖一壶黄芪枸杞红枣茶来饮。

取清水一壶，撒进去红枣三枚（掰九瓣），坐炉火上烧，待茶八分熟时，丢进去黄芪五片、枸杞子十粒，续以武火煮一沸，关火，不可当即拿去壶，而是坐炉口之上焖一会儿，候茶汤之细滚儿息去，端壶于案上，待水温时，即可饮。

牛油果蜂蜜哈密瓜粒汁 🌿

牛油果剖开，去核，剥皮，切小丁；哈密瓜亦剖开，去籽，削皮，切小丁。二者一并装入器皿之中，倾倒适量矿泉水，同时搁进去几点蜂蜜，上榨汁机打成微颗粒即可，倒进小瓷碗中吃一碗，甚好。

荔枝鸡尾酒

择一枚荔枝，先取清水洗净，沥干后，以利刃横向剖为两瓣，各去其核，制成小酒盏。然后，取红酒加入适量伏特加，二者调为鸡尾酒，并将鸡尾酒以小管子汲入荔枝盏，后移置冰箱冷冻一刻钟许，取出先喝酒，再吃荔枝肉，甚妙。

薏仁枣参茶

取薏苡仁适量，大红枣三枚并党参切段，一并置入半壶清水中以中火慢炖，待水沸，关火后稍焖些时，候水温时喝。夏月饮此茶，补气祛湿，当然好。

桂皮茯苓山楂枣糖茶

夏月饮冷过盛，一时脾胃不适，食欲不振时，不妨做一碗桂皮茯苓山楂枣糖茶来喝。

桂皮、茯苓、山楂各取少许，与红枣三枚，一并丢入满壶清水之中，后坐壶于灶头，开武火使水滚，关火，稍焖一会儿使滚儿落，沥茶水入瓷碗中，复加白绵糖一小勺，待水温时饮。本品酸甜清香，消食祛湿，口感也颇佳。

果汁鸡尾酒

取香瓜、苹果各切丁，混合打汁，然后倒入玻璃杯，占三分之一容量，复注入杯中三分之一容量的红葡萄酒，并倾入三分之一容量的啤酒，三者渐融，即成果汁鸡尾酒。喝之前，可将此饮品置于冰箱里稍冰些时，口感更好。

香瓜香蕉草莓冰碎

做馔饮如同作诗，讲究的是灵感。忽然兴致起来，便取香瓜一枚，削皮，切丁；取香蕉一根，剥皮，切丁；取草莓一颗，水洗，切丁。三丁杂冰块少许、冰糖少许入榨汁机中仅榨过二三轮，即停。诸品皆碎成颗粒状，入口颇有嚼头，香甜凉爽，十分可人。

雪顶樱桃红酒

择樱桃六七颗，清水洗过，以红酒适量移入冰箱泡之，约十分钟后取出，上挤螺旋状冰激凌奶油即可。先吃冰激凌奶油，复喝红酒，再吃酒泡樱桃，口感别致。

五味茶

洛城昼热夜湿，须补气养阴，故做得清晨饮品五味茶，以资养生。

所谓五味茶，即取人参、茯苓、黄芪、麦冬皆少许，并肥大枣三枚掰九瓣，以矿泉水三瓶煮沸，待温时，取吃一盏。五味茶须得晨未饭时饮，甚好。

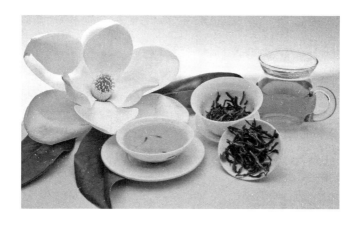

龙井茶荔枝肉冰碎 🌿

夏月忌食寒凉，然人又贪嗜凉寒之品，为之奈何？凉食温吃，热食凉吃是一法也。也就是说，那些性本寒凉的食材，最好加温了吃；而那些性本温热的食品，凉处理后去吃。笔者特在此贡献一道冷饮，以供诸位消夏也。此品为龙井茶荔枝肉冰碎。清晨即炖一壶龙井茶，放凉处备用。若午时热渴难耐，急于消暑气、解口渴，便取凉了的龙井茶些许，并取冰块大半杯，杂以三颗荔枝肉以搅拌机榨成冰碎，即可食之。龙井茶、冰碎消暑气，荔枝肉性热健脾养胃，三者合一处，口感既有冷意并可消暑，又不伤脾胃也。

荔枝龙井冰糖饮 🌿

"一骑红尘妃子笑，无人知是荔枝来。"因着杨贵妃爱吃荔枝，一些爱美的女生也常来买荔枝吃。荔枝可以补心脾，女孩子吃了当然好，只不过荔枝性温燥，夏季吃荔枝要有些方法。笔者不揣特制一道荔枝龙井冰糖饮以飨诸位爱吃荔枝的女生。其具体做法是：取些许冰糖炖泉水，水煮出"蟹眼"时，冲沏龙井茶一碗；复剥荔枝去核心，于清盐水中过一过，纷纭丢入龙井冰糖茶水中，放凉处，于冰箱里稍稍冰镇一下子，取出食饮。本品既得荔枝之甘美，又得绿茶之清香，进补心脾之时还不上火，口感也是颇佳也。

大红袍西瓜翠衣饮

汉丞相陈平少时为乡里分肉甚均，其父赞之，平言："使平得宰天下，亦如此肉矣！"世道最忌，便是贵贱不均。世事太宏大，夏月直宜谈制馔作饮。笔者无才，为厨事，也每每必讲究一个"和"字，然世之人嗜精贵，烦粗俚者多矣！殊不知富贵闲人最易得病！这里，笔者要分享一道饮品，是为"大红袍西瓜翠衣饮"。大红袍极贵，西瓜翠衣极贱，在笔者眼里，皆为一道食材饮料而已。本来大红袍属武夷岩茶之一品，喝茶人常以品其"岩韵花香"为享乐，然世人太过抬举了它，我便要以唐突之为乐，以消我不忿之情。取泉水煮"蟹眼"时，洗茶一过，扬高沏其茶，得一碗，置一旁冷凉；取西瓜翠衣切细丁。待茶水温时，与西瓜翠衣相掺匀，并入搅拌机中搅均匀倾入茶杯中，此品乃成。西瓜翠衣寒凉，亦贱；大红袍气韵甚高，也贵。二者合一，自是满壶乾坤。

牛猕果粒大红袍冰茶饮

取牛油果，剥皮，去核，切块，并猕猴桃削皮，切丁，以滚水洗茶碗毕，以二泡之大红袍茶水加冰糖冰凉后，掺入上二味果粒，此饮品即成。喝牛猕果粒大红袍冰茶饮，吃点心，其妙无比。

香瓜玫瑰露

取香瓜一枚，以利刃剖两瓣，剔除其籽，将瓜肉一刀一刀片入搅拌机中，打搅成汁，然后上覆几瓣玫瑰花片，此品乃成。

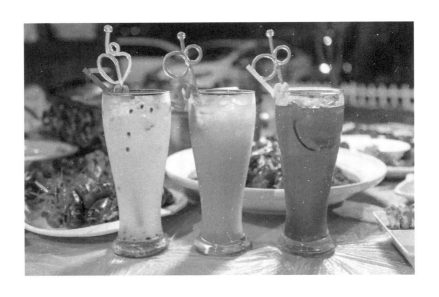

西瓜玫瑰奶露 🌼

取西瓜切块与牛奶一并入搅拌机中打匀，倒入玻璃杯中，上丢几瓣玫瑰花即可。

雪梨山楂冰糖饮 🌼

将雪梨剥皮，切块，备用。取清水以武火煮山楂，攻至二沸，丢入雪梨块，再攻一沸，倾入冰糖，关火，此品成。此品宜凉饮。

红豆沙牛奶冰糖三仁露 🌼

取炒锅将核桃仁、花生仁并黑芝麻一撮一撮炒焦酥，置一碗中，并捏几块碎冰糖入其中，备用。然后开锅倒牛奶适量加温，加入红豆沙调匀，一并倾入核桃仁、花生仁与黑芝麻之中，搅冰糖溶化即可饮用也。

芹菜大枣茶 ❀

取芹菜一二根，洗净，剁段，并大枣五六枚，掰，以水半壶煮之，水沸即可，温服。本品可降血压、安心神也。

猕猴桃红苹果百花蜜汁 ❀

先将猕猴桃剥皮切丁，复将红苹果削皮切丁，一并以温开水拌了，入搅碎机中打汁，汁不必过滤，倒些许百花蜂蜜，早饮此品，以促肠道消化也。此品适宜便秘不舒，辗转难眠者饮用。

芹菜蜂蜜汁 ❀

择芹菜一根，清水洗过，切顶针段，入热水焯一过，清凉水淘过，入搅拌机里加冰水打碎之。然后倒入玻璃杯中，调入些许蜂蜜即可。

雪梨山药蜂蜜饮 🌼

取雪梨一枚，洗过，削皮，切块；择山药一截，洗过，削皮，切块，二者纷纭入锅中，以清水煮滚，关火，待放温时，掺入些许蜂蜜调匀即可。

铁观音蜂蜜茶 🌼

煮清水至"蟹眼"处，洗杯与茶，然后复沏铁观音茶叶一杯，放温凉处，取一匙蜂蜜倾入，细细搅匀即可。铁观音属青茶养肝气，蜂蜜滋润胃肠，正适合疫情期，此季当饮也。若静夜独饮一杯，一时间犹有超脱窘困之境矣。

龙井蜂蜜茶 🌼

煮清水至出"蟹眼"时，沏龙井茶；茶水放温时，掺入些许龙眼蜂蜜，二者顺时针轻轻搅匀即可饮用。龙井茶去热消烦，龙眼蜂蜜益气。二者合之，可消暑气，补中气也。

龙井香瓜奶露 🌿

先烧一壶清水，当烧至水面泛有"蟹眼"时，沏龙井茶，一泡倒掉，二泡留住放凉，备用。择一只香瓜，洗净，削皮，去瓤，切丁，掺入龙井茶水之中，一并倾入搅拌机内打碎，盛进杯中，复倒些许奶酪即可。

双桃蜂蜜汁 🌿

取阳桃一枚，削皮，切块儿，去核；猕猴桃一颗，剥皮，切丁。二者并入搅拌机中打成汁即可。阳桃性稍寒，可消肺热；猕猴桃性也偏凉，可润燥。二者打成汁喝，可消暑气、通大便，适合夏季饮用。

黑芝麻豆浆 🌿

先将黑芝麻小火炒香，然后将大豆也炒一回，二者并入打汁机中，复倾入适量烧开的温水，打成汁即可。

辑六

羹类

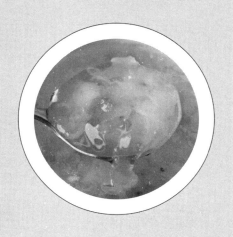

银耳山楂红枣羹 ✿

家宴将罢，一定要给客人奉上一碗银耳山楂红枣羹。

山楂消食，红枣补脾，银耳益胃，三味同煎成羹，酒肉食后吃上一碗，当然是好的。若做银耳山楂红枣羹，事先应将银耳以清水泡发，红枣去核碎八片，山楂也要去核切片，然后坐锅添水，置入山楂、红枣先煮一滚，再将发好的银耳去净黄蒂，撕入汤锅之中，丢入几粒冰糖，大火煮一分来钟，改文火煎四五分钟，此汤即成。一人一小碗，以匙取之，并不说话，汤吃毕，众人起身离席，送客到门外，见到一街两行的樱花树，枝枝条条开满了繁花，真的很好。

白桃玫瑰冰糖羹 ✿

闲来无事去逛超市，见大白桃优惠出售，就购回来十来个。向晚又见院前玫瑰花开，便摘些鲜嫩花瓣进屋里去，忽然灵机勃动，便去取白桃一枚，削皮去核切块，只因这白桃性温，于是搁冰糖并入锅水煮些时，见水沸后，关火。旋即又将鲜嫩玫瑰花以清水洗三过，捏花瓣撒落其上，并盛入碗中，白桃玫瑰冰糖羹便得以制成。此羹放凉后，桃愈甘甜，玫瑰花散其香，一点点取食甚妙。

仙桃银耳玫瑰冰糖羹

将大白仙桃拦腰切两瓣，复旋转去其核，再削去皮，切块备用；泡发银耳些许，备用。摘鲜玫瑰，清水过一下，备用。开灶坐锅添清水，掷入冰糖些许，并仙桃、银耳一并以武火煮一沸，关火，冷凉，盛碗中，上覆一二瓣玫瑰花片，此羹乃成。清晨一碗仙桃银耳玫瑰羹，一天得神气。

山楂银耳羹

事先将银耳泡发，以泉水煮山楂、红枣、茯苓致水沸，然后将银耳撕片掷入汤锅，复丢入几粒冰糖，续以武火煮滚，关火，稍焖些时，冷凉喝最妙。

百合银耳红枣冰糖羹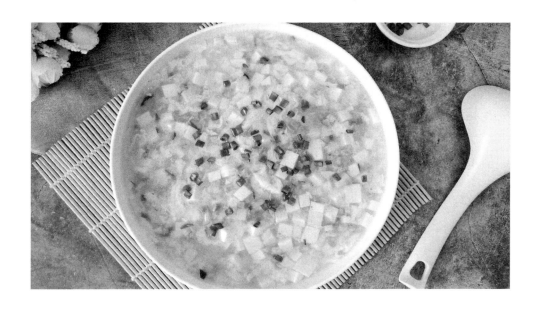

　　天气燥，重养阴，便做一碗百合银耳红枣冰糖羹来吃。百合性凉，清心养肺；银耳性平和，利肺金；红枣养心；冰糖泻燥火也。先将银耳以清水一碗泡上，并将百合并红枣以清水洗净，坐锅添水，将洗净之百合先入锅中，以武火煮水沸，掷进去红枣五枚攻一滚后，旋小火口，将泡好的银耳撕入锅中，炖些许时间，关火，倾入冰糖若干，即可。此羹宜温时饮，甚妙。

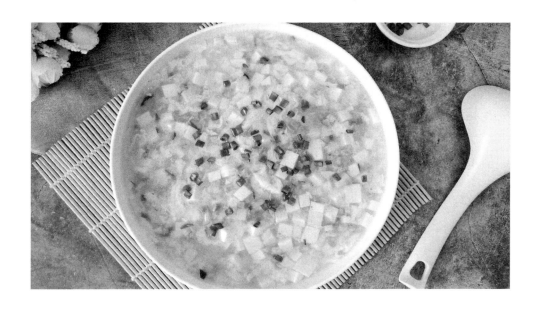

山药陈皮山楂冰糖羹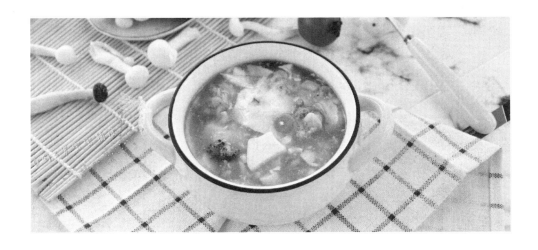

择山药，削皮，切片，置一边备用；坐锅添清水，掷入陈皮并山楂以武火攻水沸，撮入山药，续煮些时，将冰糖倾入，关火，待羹温时饮用，甚美。

百合莲子银耳红枣羹

先使武火将莲子并红枣入锅中煮一滚，复下入百合，续以武火攻一会儿，复将泡发的银耳撕入锅内共煮，约略五分钟后，丢入冰糖若干，此羹既成。此羹宜凉时饮用，莲子、百合养心神，百合、银耳润肺阴，红枣补气血，并冰糖消燥气，可谓解暑去燥之最宜饮品也。

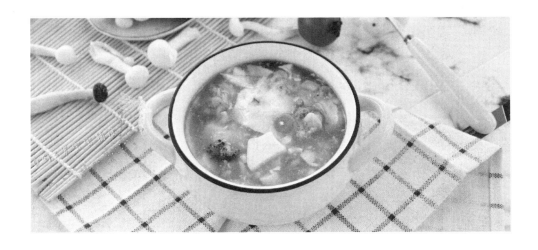

葛根姜枣冰糖羹

取葛根去皮切丁，并姜四片，大枣八枚（掰），以水一壶煮至半壶，掷入冰糖少许，温时服用。葛根升清阳，姜、枣和脾胃，此正可以湿雨天吃。

雪梨枸杞蜂蜜羹

择雪梨削皮切丁并枸杞子以清水炖熟，待温时，搁蜂蜜一匙，搅匀即可饮用。

黑芝麻猕猴桃百花蜜羹

先将黑芝麻炒熟，择猕猴桃削皮切丁，一并入搅拌机中，并些许温开水打碎，倾入杯中，复掺入百花蜂蜜些许便可。早上空腹饮用此品，有利肠、排毒、美颜之功。

荸荠梨枣枸杞冰糖羹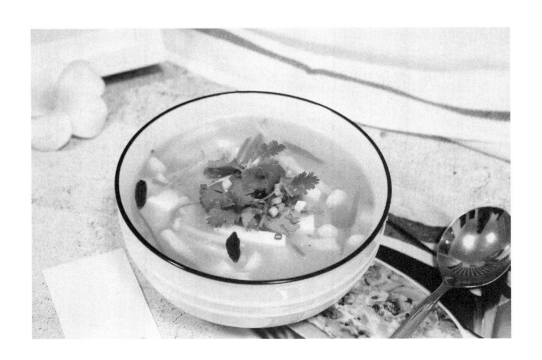

取肥枣五枚，枸杞子十数粒，倾入清水之中，以武火攻水沸；取梨一颗削皮切块，择荸荠三个去蒂削皮，复丢入肥枣、枸杞子沸水中，改文火煮三滚，关火，掷进几块冰糖搅化，温时享用。荸荠性寒味甘，清肺利肠，生津化痰，消痈解毒，凉血化湿；梨润肺经，清肺热；枸杞子补肝肾；大枣补心血；冰糖降火。上五品制羹，清补兼用，宜冬季干燥日服，尤适合疫情严苛时食之。

辑七

果馔

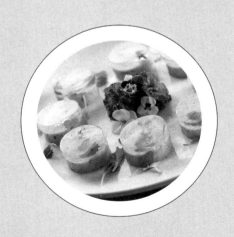

荔枝草莓奶昔哈密瓜盅

取一只哈密瓜，以利刀剖一大一小两瓣，取其中大瓣者，以细勺先掏去籽，后挖去其瓤，制作一樽盅。然后，取草莓二三个，洗净切小丁；荔枝二三枚，剥皮去核；苹果半颗，削皮切丁。以上三者拌酸奶加冰，置入搅拌机中打碎，复装入哈密瓜盅内可矣。此道闲品，可当夏日午后凉饮，甚好也。

红酒荔枝肥枣香瓜盅

先将肥大枣上笼屉内蒸熟，冷凉后，备用。取新鲜荔枝剥壳，备用。然后，择一韩国香瓜，以利刀从中剖开成二瓣，分别挖去其瓜瓤，制成酒盅二樽，再将蒸枣一枚、荔枝二颗分置于盅内，倾入红酒适量，浸泡一刻钟后，移入冰箱冰冻一刻钟，取出即可食用。

芒果红酒香瓜盅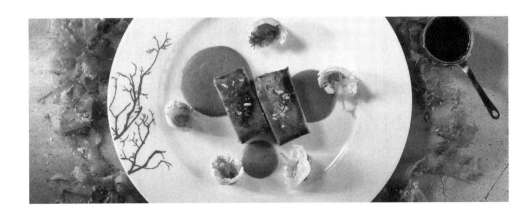

选一只香瓜，削皮，剖两瓣，各个除掉其瓜瓤，制成两樽酒盅；然后取芒果一只，削皮，取果肉切丁，并将芒果丁分别填于香瓜盅内，复各注入红酒适量，皆置于盘内，移入冰箱冷冻十五分钟，取出即可食也。

泰国香蕉红酒香瓜盏

香瓜削皮，剖二瓣，各去其瓤籽，制成两酒盏样子。取一截泰国香蕉剥其皮，复以滚刀切之，取其中香蕉置入香瓜盏内，随后倒入红酒淹没之，并转入冰箱之内，冷冻至红酒稍结冰时，取出即食。本品瓜脆蕉绵，酸甜适宜，十分清爽可口。

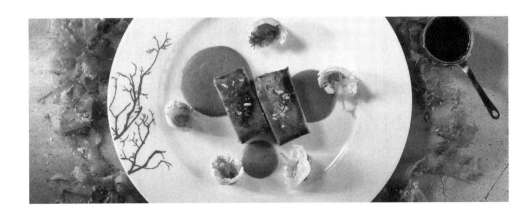

韩国香瓜盛 ❀

取韩国香瓜一只，以薄刀削其皮，一剖为二，去其籽瓤后，放入剥皮荔枝二颗，同时，倒入些许红酒，复倾入些许啤酒，二酒与荔枝在香瓜内相濡些时，即可食用。一般先吃荔枝，复喝酒，再吃香瓜，闲暇处制一盏独吃，或做几盏与友人于夏日黄昏时共享，皆妙。

樱桃红酒番茄盏 ❀

取一只番茄，从顶端切口，以细柄调羹探进去，左右旋转，剔去籽肉，制成一个番茄盏。然后取三四枚樱桃，依次填入盏内，复倾红酒入其中，泡些时，即可食用。先吃樱桃，复饮番茄盏中红酒，抬眼望见窗外风吹翠竹，不失为夏月午后一桩乐事。

樱桃香蕉奶昔 ❀

剥二只香蕉并斩小块丢入器皿之中，和以鲜牛奶并冰块适量，上榨汁机搅碎后，倾入玻璃杯中，复上覆奶酪，又搁樱桃三枚，樱桃香蕉奶昔即成。

樱桃奶油巢香瓜

取一只韩国香瓜，洗净，削皮，剖两瓣，各去其瓤籽，然后且取其一半，以洗净樱桃四五颗巢其中，复以奶油旋转落其上，后置入冰箱，稍冻时，樱桃奶油巢香瓜做成。吃时且捏一柄钢叉，先刺来一枚一枚樱桃吃，然后嚼吃奶油香瓜，风味甚妙也。

香蕉龙眼西瓜奶昔

"绛衣摇曳绽冰肌，依约华清出浴时"，宋人李刘有《龙眼》诗这样写道。闲逛超市，购一枝龙眼回来，夏月本已是酷热，恐小女吃龙眼肉多了上火，便做得一杯香蕉龙眼西瓜奶昔让她吃。当然吃西瓜最不宜打成汁，便切西瓜成小方丁，置一边备用；然后，剥一只香蕉加入鲜奶打成糊状，置一边备用；其后剥龙眼六枚。诸品备毕，取一只玻璃杯子，先将西瓜细丁一撮一撮丢进去，约略有大半杯之多，复倾入香蕉奶液，然后将龙眼肉覆其上，香蕉龙眼肉西瓜奶昔成。捏调羹先取吃龙眼肉，再吃西瓜，复喝汁，既补心脾，又消夏热，还助胃肠蠕动，促消化，当然不错。

三色果色拉香瓜酿 🌸

所谓三色果，即黄葡萄、紫樱桃与粉红龙眼也。取一品相尚好之香瓜，清水洗净后，以利刃斩之。只取其一瓣，将其中籽瓤挑去，复将以上三味时鲜果子，以清水洗净后，拌入 Ranch（牧场沙拉酱），一并酿入香瓜之中，此果拼即成。先取吃其中果子，后嚼吃香瓜，风味独妙。

樱桃西瓜奶昔 🌸

欧阳修曾有词句云："题就送春诗几首，聊对酒，樱桃色照银盘溜。"夏天当是吃樱桃的好季节，小女生胃口不好，樱桃健脾和胃，当然更须吃些，然樱桃性热，暑气相逼，吃樱桃极易上火。于是，笔者就为我家小公主"私人定制"一款樱桃西瓜奶昔，独乐乐，不如众乐乐，现分享如下：西瓜寒凉，冰镇西瓜愈是甘甜味美，取其瓤，切麻将牌大小之方块儿，一摞一摞码满五分之四杯中，然后倾入杯中常温鲜奶，以恰好淹没杯中西瓜为准，复取樱桃清水洗三过，一颗一颗轻置于西瓜之上，再以 Ranch 浇绕其上，此品乃成。先食樱桃养脾胃，复吃西瓜解暑热，到后喝奶给营养，一杯饮食殆尽，女儿喜乐，我亦乐。

猕猴桃冰碎奶昔

夏吃冷饮食物，易伤阳，吃温食物，会便秘，当之奈何？讲究一个适中而已。若得进补之余，吃一小碗猕猴桃冰碎奶昔，便不错。先将猕猴桃去蒂剥皮切小丁，与冰块些许，复加鲜奶若干，一并入搅拌机中搅碎屑即可。

夏日热情蛋黄芒果布丁

"酒困人乏日过午，家中小女闹乃父。两手招摇哄不住，老翁爬行学牛犊。"有时学牛犊也不成，小女仍然哭闹，便弄一些好吃的、好喝的哄小孩子开心。期间，曾做得一款夏日热情蛋黄芒果布丁，现不揣引来，以飨家有"小霸王"者。此款吃食，之所以冠以"夏日热情"四字，是体现我家小女之风范也。开灶坐蒸锅，以武火攻水沸。复择一枚鸡蛋，磕皮，只取其蛋黄入碗中，倾入砂糖些许，倒鲜牛奶有小半碗之多，诸品搅匀，揭锅盖，入笼里蒸之顷时，后取出，挑除气泡，以保鲜膜蒙碗口，端入冰箱冻镇之。约略一小时后，取出备用。取芒果一颗，以利刃一剖为二，划方丁，覆牛奶蛋黄之上，此品乃成。以细勺喂小女食之，相视莞尔。

果子什锦琥珀碗 🌸

家有小女，当吃水果。晨起来为女儿做得一小碗果子什锦琥珀。之所以言"琥珀"二字，皆缘于其汤是由蜂蜜、冰糖，添清水入热锅搅匀熬成。具体做法便是：将荔枝去核剥皮，龙眼剥皮，猕猴桃去蒂削皮切丁，樱桃洗净，一并盛入小瓷碗内，以熬好的冰糖蜂蜜汤沏入，以淹没碗中果子为准，然后冷凉置冰箱冷冰，待其汤稍结为薄冰取出即食。

花芝龙荔山楂西瓜盛 🌸

先将花生炒熟，剥壳备用；黑芝麻炒熟，核桃仁炒熟，皆置一边备用；将荔枝剥皮，龙眼剥皮，皆置一边备用。然后坐锅添水，煮山楂，待山楂煮好，并坐炒锅，泼山楂水煎冰糖，制成冰糖胶状，取西瓜切开制一盛体，复将花生仁、核桃仁、黑芝麻并荔枝、龙眼肉诸品装入西瓜盛中，泼入山楂冰糖水，移入冰箱稍稍冷冻，待结出细冰取出，此品即成。

蜜饯白果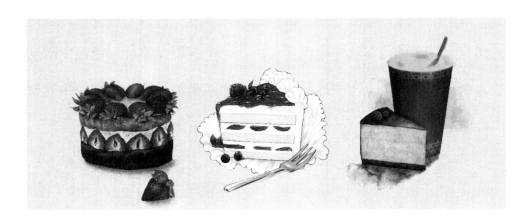

白果煮熟，以蜂蜜渍之一昼夜，即成。

蜜炖沙葛

将沙葛削皮切块，入汤锅中煮熟，放温时掺入蜂蜜些许，即可。此品清里热，利胃肠也。

草莓蜜制山药脆

将山药洗净，削皮，切丁，盛于碗中，复以草莓酱并蜂蜜拌之，即可。

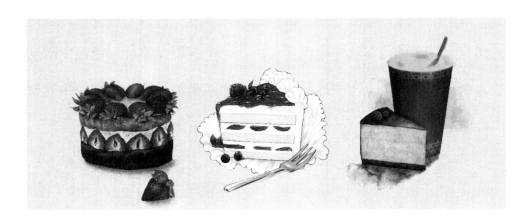

黑芝麻酥花生香瓜盛

取一只香瓜，洗净，削皮，从中一切两瓣，分别剔去其瓜瓤，制成"容器"备用。然后，炒黑芝麻，并油炸花生米，一起装入瓜盛之中，熬白糖几许，泼于其上，放凉即可食用。

榴梿蛋黄奶酪

取榴梿些许，入碗中，复磕鸡蛋二枚只取蛋黄入碗中，又倒一些牛奶并择一点绵白糖，诸品搅匀，一匙一匙取放于小碟之中，入沸笼蒸之顷时，此品乃成。揭笼出锅，上搁几片玫瑰花瓣，添补些花香气，吃着更好。

麦冬黑芝麻蜂蜜冰糖脆

先以适量清水泡麦冬，复炒香黑芝麻，倾入其中，复拌以蜂蜜与冰糖若干，移入笼屉内蒸之。后，揭笼取出，放凉时，复移入冰箱冰镇之，待结薄脆时取出，便可食用。

魅力西瓜蛋糕

取西瓜，切方块，去其皮，置于盘中，上覆些奶酪并点缀些葡萄干、核桃仁或酥香花生仁，此品即可。

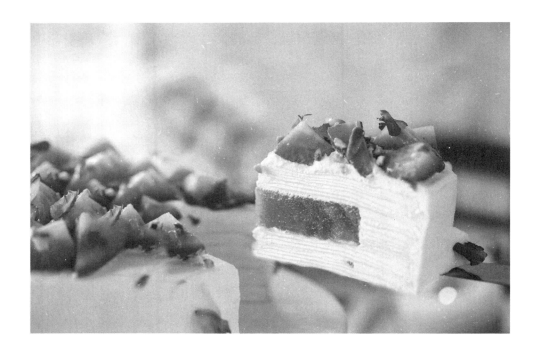